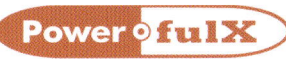

메디컬 테이프와 필라테스의 만남!

메디필라

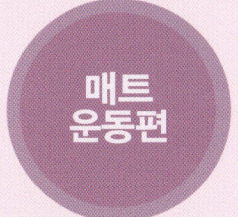

안도혁 외

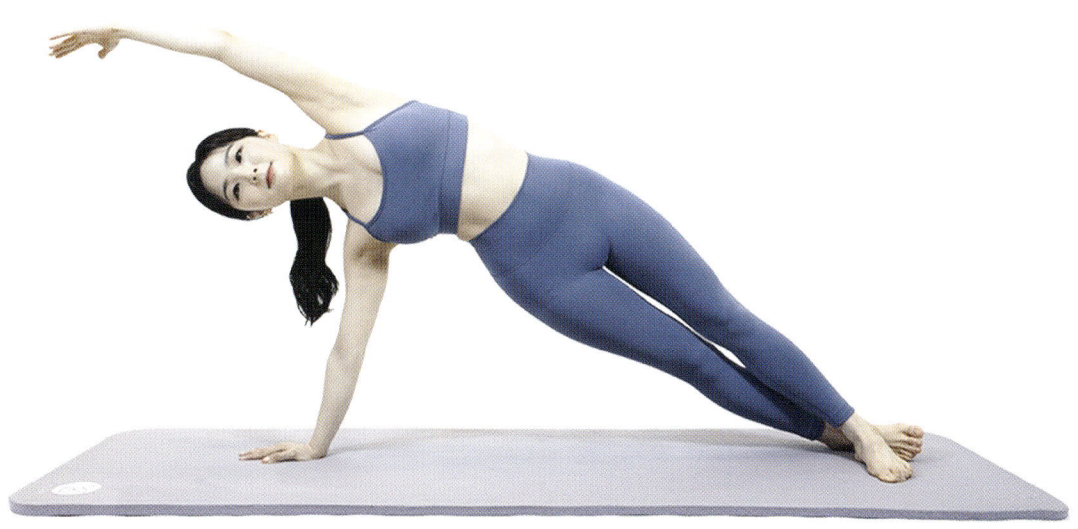

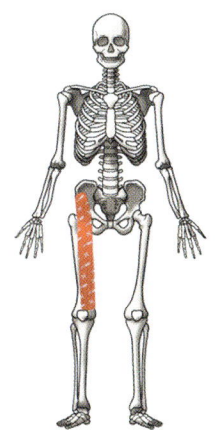
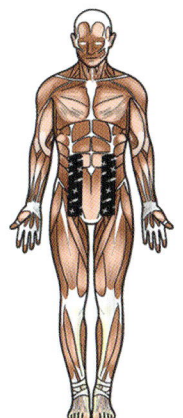
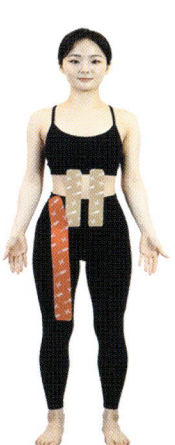

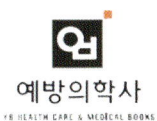
예방의학사

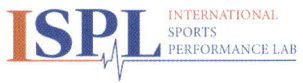

메디컬 테이프와 필라테스의 만남
메디필라

초판 1쇄 인쇄 / 2022년 8월 6일
초판 1쇄 발행 / 2022년 8월 6일

저　자 : 안도혁, 이경식, 백형진, 양지혜, 한단희, 편정혜, 김현수
모　델 : 편정혜, 김현수(디자인)
인쇄·편집 : 금강기획인쇄(02-2266-6750)

발행처 : 예방의학사
문의처 : 010-4439-3169
이메일 : prehabex@naver.com
주　소 : 서울특별시 영등포구 버드나루로59 403호

가　격 20,000 원

※ 본서의 내용 일부 혹은 전부를 무단으로 복제하는 것은 법으로 금지되어 있습니다.
※ 파워플렉스와 협의 하에 삽입된 모든 내용을 제작하였으며, 무단복제 사용을 금합니다.
※ 잘못된 책은 구입하신 서점에서 교환해 드립니다.

주요이력

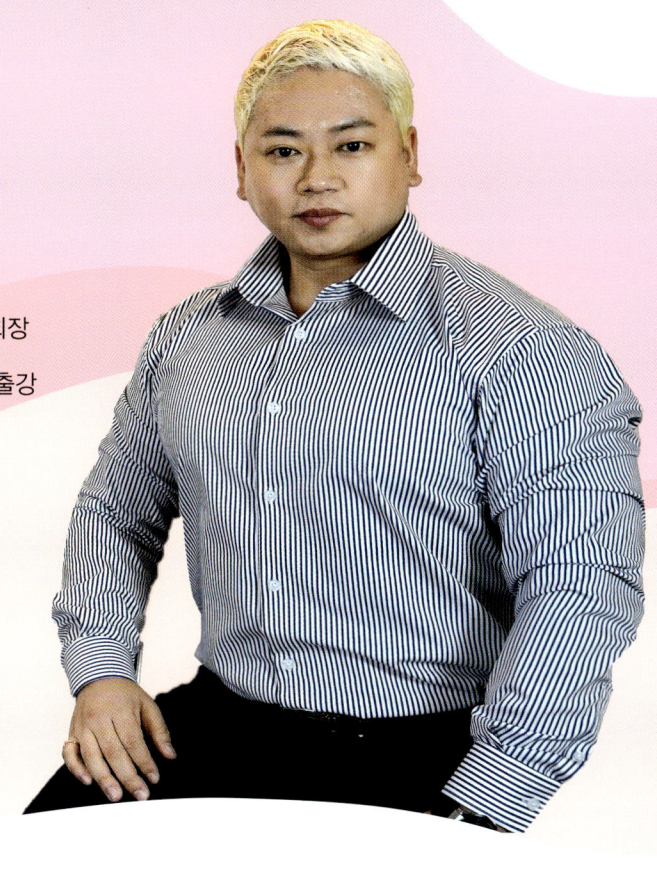

- 고려대학교 대학원 _ 스포츠의학 전공
- 사) 국제스포츠퍼포먼스랩 _ ISPL 협회장
- 스포츠 손상과 예방 테이핑 _ 대학교 출강
- 파워풀엑스PM _ 프로젝트 매니저
- 기업부설 연구소 _ 선임연구원
- 대한 보디빌딩협회 1급 _ 심사위원

대표저자 **안도혁**

저서 및 공동저자 & 번역서

- 메디필라 / 메디컬 테이프와 필라테스의 만남. 예방의학사 (2022)
- NSCA'S GUIDE TO SPORT AND EXERCISE NUTRITIONS. [NSCA 스포츠와 운동 영양 가이드] 대성의학사 (2022)
- VELOCITY BASED TRAINING. [속도기반 트레이닝] 대성의학사(2022)
- 메디파워 10초 테이핑. 예방의학사(2021)
- 알기쉬운 근골격 테이핑. 예방의학사(2021)
- 빠르고 쉽고 간편한 스포츠 테이핑. 예방의학사(2020)
- DEEP TISSUE MASSAGE. [심부조직마사지] 예방의학사(2020)
- PILATES SUSPENSION. [서스펜션필라테스교과서] 예방의학사(2020)
- 선수 트레이너가 알아야 할 모든것. 예방의학사(2019)
- 근골격 질환 통증 개선 HTS 솔루션1. 예방의학사(2018)

공동저자

이경식[최종감수]
- Re & Re Alliance / Re & Re Pilates 대표
- PMA-CPT(certification No.11808)
- 연세대학교 재활학과 졸업
- 인제대학교 대학원(Ph.D. A.B.D)
- 삼성 서울병원, 이대 부속병원 재활팀장 역임
- 한림대학교 대학원, 인제대학교 대학원 겸임교수 역임
- Balance Body Faculty 역임[종목: Pilates, Bodhi, MOTR, Corealign, Anatomy in 3D]
- 번역서 Pelvic Power [힘의 원천 골반 기저부], Conditioning for Dance [움직임을 위한 컨디셔닝] A Range of Motion Exercise & Relaxation Program [건강한 관절을 위한 The ROM Dance]

백형진
- 동국대학교 산학협력단 겸임교수
- 대한 예방운동협회 협회장
- 대한 스포츠 헬스케어협회 협회장
- BM 코퍼레이션 총괄이사
- 프리햅 운동 대표 역자 외 다수 공역/공저

한단희
- 더 바디랩 대표
- 한양대학교 대학원 스포츠의학 석사
- 한양여자대학교 생활체육과 겸임교수
- 분당 서울대병원 고령 친화산업 전문가
- 대한 체력코치협회(KCA) 선수트레이너

김현수
- 중앙대학교 스포츠산업 전공
- 사) 국제스포츠퍼포먼스랩 _ ISPL 사무국장
- 파워풀엑스 메디핑 아카데미 강사
- 퍼포먼스 테이핑 스페셜 리스트
- 메디필라 공저 외 테이핑 전자책 출간

양지혜
- KBS 스포츠예술 과학원 외래교수
- 국민대 평생교육원 외래교수
- BM 코퍼레이션 교육이사
- 차 의과학대학교 통합의학 박사과정
- 질환별 마사지 대표 역자 외 다수 공역/공저

편정혜
- 차 의과학대학교 스포츠의학전공
- 엠케어 평생교육원 필라테스 대표 강사
- 국민 건강의료보험공단 청소년 건강교실 특강
- 한국 인재교육원 재활 트레이닝 전문가 RTS2
- 한국 선수 트레이닝 협회(I-KATA) 과정 수료

Prologue

최근 전 세계적으로 신체적인 건강과 심리적인 안정을 동시에 추구하는 필라테스가 주목받고 있다. 필라테스의 장점은 작은 공간에서도 효율적인 움직임을 활용할 수 있으며 이러한 움직임에서 호흡을 주로 사용하기 때문에 긴장된 근육을 완화해 준다.

필라테스의 창시자인 "조셉필라테스(Joseph H, Pilates)"에 의해서 소개된 필라테스는 ①호흡(Breath), ②조절(Control), ③흐름(Rhythm or Flow), ④중심(Balance), ⑤정확(Precision), ⑥집중(Concentration)의 여섯가지 움직임을 기초로 발전되어 신체와 정신을 조화롭게 균형을 맞춰주는 신체활동이라고 할 수 있다.

다른 종목과 마찬가지로 구성이 좋은 운동 프로그램과 시설이 구축되었다 하더라도 전문성이 있는 지도자가 없다면 클라이언트에게 효율적인 방법을 제시해 줄 수 없을 것이다.

따라서 전문 지도자는 관련 지식과 필요한 정보들을 다양하게 습득하고 접근하여 전문성 있게 제시할 수 있어야 한다고 생각한다.

Epilogue

본 역자는 스포츠 테이핑 강사 활동과 대학교 강의를 진행하면서 특화된 테이핑 방법을 지속해서 개발하게 되었다. 단순히 테이핑 강사로서만이 아닌 스포츠 테이프 생산까지 담당하면서 테이프의 섬유, 면수, 탄성, 점착제(물질을 달라붙게 하는 작용) 등과 같이 성분들을 깊이 있게 연구하고 분석하면서 운동 종목별로 테이핑 적용 방법을 구축하게 되었다.

"메디 필라"는 필라테스 지도자들에게 "핸즈 온"을 조금 더 효율적으로 활용하는 방법과 필라테스를 배우는 학생들에게는 비활성화되는 근육과 움직임에 적용하여 안정화를 줄 수 있는 방법을 제시한다.

필라테스 최초로 동작 별 테이핑 방법을 제시하고 이러한 방법들이 필라테스에서 새로운 패러다임(paradigm)과 기초 자료로 활용되기를 바란다.

그리고 이 책이 나오기까지 도움을 주신 주) 파워풀엑스 박인철 대표님과 박성임 부대표님께 진심으로 감사드립니다.

2022년 6월 26일

대표저자 **안 도 혁**

목 차

필라테스 소개
- 필라테스란 · 12
- 필라테스 주요 원리 · 13

해부학 이론 1 〈뼈, 근육〉
- 골격계 Skeletal System · 16
- 두개골 & 척추골 Cranium & Vertebra · 18
- 흉곽 Thoracic Cage · 19
- 골격근 Skeletal Muscle · 20
- 근육계 Muscular System · 22
- 근수축 Muscular Contraction · 23

해부학 이론 2 〈신경Ⅰ〉
- 신경계 Nervous System · 26
- 신경조직 Nervous Tissue · 27
- 신경흥분전달물질 Neurotransmitters · 28

해부학 이론 3 〈신경Ⅱ〉
- 상지 피부 신경 Upper/Skin Nerve · 30
- 상완 신경총(팔신경얼기) Brachial Plexus · 31
- 근피 신경(근육피부신경) Musculocutaneous Nerve · 32
- 액와 신경(겨드랑신경) Axillary Nerve · 33
- 정중 신경 Median Nerve · 34
- 요골 신경(노신경) Radius Nerve · 35
- 척골 신경(자신경) Ulnar Nerve · 36
- 하지 피부 신경 Lower Limb Cutaneous Nerve · 37
- 요천 신경총(온허리엉치신경얼기) Lumbosacral Plexus · 38
- 폐쇄 신경 Obturator Nerve · 39
- 좌골 신경(궁둥신경) Sciatic Nerve · 40
- 대퇴 신경(넓다리신경) Femoral Nerve · 41
- 경골 신경(정강신경) Tibial Nerve · 42
- 총 비골신경(온종아리신경) Commmon Peroneal Nerves · 43

해부학 이론 4 〈신체의 면과 움직임〉
- 신체의 면 Planes of Motion · 46
- 위치 & 방향 Position & Direction · 47
- 움직임 Movement · 48
- 관절 운동 Joint Movement · 49
- 방향 용어 Direction Terms · 50

목 차

- 움직임 용어 Movement Terms ··· 51
- 움직임 근육 I Muscular Movement ··· 52
- 움직임 근육 II ··· 53
- 움직임 근육 III ·· 54
- 움직임 근육 IV ·· 55
- 움직임 근육 V ··· 56
- 움직임 근육 VI ·· 57

해부학 이론 5 〈자세체형〉
- 자세 평가 Posture Assessment ·· 60
- 이상적 자세 I Ideal Posture ·· 61
- 이상적 자세 II Ideal Posture ··· 62
- 불균형 자세 I Imbalance Posture ··· 63
- 불균형 자세 II Imbalance Posture ·· 64
- 골반 중립자세 Pelvis Neutral Position ··· 65
- 골반경사 Oblique Pelvis ··· 66

해부학 이론 6 〈코어근육〉
- 안정 코어 Local Core ··· 68
- 횡격막 Diaphragm ··· 69
- 골반기저근 Pelvic Floor ·· 70
- 복횡근 Transverse Abdominis ·· 71
- 다열근 Multifidus
- 활동 코어 Global Core ·· 72
- 복직근 Rectus Abdominis ··· 73
- 광배근 Latissimus Dorsi
- 복사근 Oblique Muscle ··· 74
- 척추기립근 Erector Spinae ··· 75
- 대둔근 Gluteus Maximus

테이핑 이론
- 테이핑 역사 ·· 78
- 테이프 사용방법 ·· 79
- 테이프 자르기 ·· 80
- 테이핑 주요이론 ·· 81
- 테이핑 유의사항 ·· 82
- 테이핑 증상요약 ·· 83

필라테스 이론
- 시작위치정렬 Alingment of Starting Position ···························· 86

목 차

- 스트레치 Stretch ·· 88
- 폼롤러 테라피 Foam Roller Therapy ·· 90
- 커플운동자세 Couple Posture Exercise ··· 91

매트 필라테스 주요동작

1. 싱글 레그 스트레치(한 발 스트레치 하기) Single Leg Stretch ································ 94
2. 더블 레그 스트레치(양 발 스트레치 하기) Double Leg Stretch ······························ 96
3. 헌드레드1 Hundred1 ··· 98
4. 헌드레드2 Hundred2 ··· 100
5. 롤 업(상체 말아 올리기) Roll Up ··· 102
6. 롤 오버(머리 위로 다리 넘기기) Roll Over ··· 104
7. 롤 다운(상체 말아 내리기) Roll Down ·· 106
8. 레그 서클(다리로 원 그리기) Leg Circle ··· 108
9. 스파인 트위스트(척추 회전하기) Spine Twist ··· 110
10. 토탭(발끝 터치하기) Toe Tap ··· 112
11. 코크 스크루(나선형 동작하기) Cork Screw ··· 114
12. 쏘우(톱질하기) Saw ··· 116
13. 스완 다이브(백조 동작하기) Swan Dive ·· 118
14. 타이 스트레치(허벅지 전면 늘리기) Thigh Stretch ·· 120
15. 싱글 스트레이트 레그 스트레치(햄스트링 당기기) Single Straight Leg Stretch ····· 122
16. 티저(V동작하기) Teaser ··· 124
17. 사이드 레그 리프트(옆으로 누워 다리 올리기) Side Leg Lift ······························· 126
18. 사이드킥(옆으로 누워 발차기) Side Kick ·· 128
19. 푸쉬 업(팔굽혀펴기) Push Up ·· 130
20. 브릿지(엉덩이 들어 올리기) Bridge ··· 132
21. 힐비트(발뒤꿈치 부딪히기) Heel Beats ··· 134
22. 싱글 레그 밸런스(한쪽 다리로 균형잡기) Single Leg Balance ···························· 136
23. 컬 업(가슴 말아 올리기) Curl Up ··· 138
24. 싱글 레그 드롭(한쪽 다리 내리기) Single Leg Drop ··· 140
25. 레그 풀 백(손 뒤로 집고 다리 들어 올리기) Leg Pull Back ·································· 142
26. 버드 도그(사냥개 자세/ 네발 기기 자세에서 손, 발 뻗기) Bird Dog ······················ 144
27. 데드 버그(죽은 곤충자 세/ 뒤집힌 네발 기기 자세) Dead Bug ····························· 146

부록

- 자세 분석 Posture Analysis ·· 150
- 매트 필라테스 종합 Mat Pilates Total ·· 151
- 메디필라 테이핑 종합 MediPila Taping Total ·· 152
- 참고문헌 Reference ·· 153

메디필라 매트 운동편

Chapter 1

필라테스 소개

○ 필라테스란 ………………………………………………………… 12
○ 필라테스 주요 원리 ……………………………………………… 13

1. 필라테스란

- 필라테스의 창시자 조셉 필라테스(Joseph Pilates,1883~1967)는 어릴 적부터 구루병, 천식, 류머티즘 같은 질환 등을 앓고 건강을 위하여 다양한 운동을 하게 되었습니다.

- 조셉(Joseph)은 자연스럽게 "요가"와 "젠" 명상 요법을 공부하게 되었고 고대 그리스와 고대 로마의 운동법을 터득하여 질병을 극복하고 프로 복싱 선수까지 활동하게 되었습니다.

- 1914년(1차 세계대전) 적성국의 국민이라는 이유로 당시 영국 랭커스터 포로수용소에서 수용되게 되면서 좁은 공간에서도 건강을 유지할 수 있는 방법을 생각하여 침대와 매트리스 활용하는 "Contrology"라는 운동법을 만들어 냈습니다.

- 당시 세계 인구의 2500만~5000만 명의 목숨을 앗아간 스페인 독감이 유행했는데, 조셉과 함께 운동한 수용소 안에 있던 사람들은 스페인 독감에 걸리지 않아서 조셉(Joseph) 운동법의 효과가 입증되기 시작했습니다.

- 그리고 조셉(Joseph)은 수용소 시절 몇 년 후 다른 수용소로 이송되어 간호 및 관리인 자격으로 불편한 환자들에게 특별한 재활 운동을 연구하게 되었고 이후 침대 위에서 침대 스프링을 이용하여 재활에 필요한 기구까지 고안하게 되었고 1926년 조셉(Joseph)의 아내 클라라(Clara)와 함께 미국으로 이민하여 뉴욕에 최초의 필라테스 스튜디오를 설립하게 되었습니다.

- 그로 인해 조셉의 필라테스 메소드가 미국에 소개되고 무용수들과 여러 분야에 큰 호응을 얻게 되었고 현시대의 조셉 필라테스(Joseph Pilates)의 이름으로 불리게 된 것이 필라테스입니다.

- 이후 조셉의 운동법이 제자들 또한 자신들만의 필라테스를 운동법을 전파하여 더욱 체계화하고 조직화하여 현시대에 여러 가지 필라테스 운동법이 존재하고 있습니다.

2. 필라테스 주요원리

● 1. 호흡(Breath)

대부분의 사람은 정확한 호흡 방법을 모르고 폐 용량 또한 다 사용하지 못하는 호흡법을 사용하고 있다. 호흡을 멈추면 근육이 긴장되면서 불균형한 자세가 되기 때문에 정확한 호흡법을 통하여 움직임과 근육의 균형을 이루는데 중요한 부분이다. 모든 필라테스 동작에는 특정한 호흡 방법이 있고 그로 인한 효과는 폐활량 증대, 긴장된 근육 이완으로 스트레칭 능력을 향상시켜준다.

● 2. 조절(Control)

조셉 필라테스는 모든 동작을 정밀하게 조절하는 것을 조절학이라고 하였으며 필라테스 동작을 취할 때 기본 원칙으로 특히 매트에서 하는 필라테스는 체중과 항중력에 저항하는 자세로 운동하기 때문에 매우 중요하다.
근육의 힘과 자세를 정밀하게 하는 것은 한 동작에서 다음 동작으로 진행될 때 적용되며 이와 같이 조절에 집중하게 되면 신체의 협응력과 균형이 증가하게 된다.

● 3. 흐름(Rhythm or Flow)

필라테스 동작은 요가 동작과 유사할 수 있지만 필라테스 자세는 멈추지 않고 한 자세에서 다른 자세로 넘어가는 동작으로 물 흐르듯이 흘러가게 하는 흐름이다. 필라테스 원리는 근육과 관절의 유연성을 향상시키고 균형 잡히고 연속적인 움직임은 신경 조직과 근육, 관절을 전체적으로 잘 움직일 수 있도록 해준다.

● 4. 중심(Balance)

필라테스의 모든 움직임과 동작은 신체의 중심에서 바깥쪽으로 뻗어나간다. 몸의 안정감과 중심을 잡아주는 로컬 코어 근육(횡격막, 복횡근, 다열근, 골반기저근)을 '파워하우스'라한다.
*파워하우스(Power House)는 조셉 필라테스가 만든 용어로 몸의 안정성과 힘이 집중되어 신체의 집과도 같은 'house'에서 'power'를 발생하여 자세와 균형 및 호흡이 개선된다고 하였다.

● 5. 정확(Precision)

필라테스는 움직임에 필요한 근육들을 단계별로 모두 사용할 줄 알아야 하고 신체의 모든 정렬을 바르게 유지하면서 정확하게 움직일 수 있어야 한다.

● 6. 집중(Concentration)

조셉 필라테스는 "집중하지 않고 하는 20번의 동작보다 집중하는 5번이 좋다"라는 말을 자주할 정도로 수없이 많은 반복보다는 한 가지의 동작을 정확히 수행하는 것이 중요하다.

메디필라 매트 운동편

Chapter 2

해부학이론1
뼈, 근육

- 골격계 Skeletal System ·· 16
- 두개골 & 척추골 Cranium & Vertebra ···························· 18
- 흉곽 Thoracic cage ·· 19
- 골격근 Skeletal Muscle ·· 20
- 근육계 Muscular System ·· 22
- 근수축 Muscular Contraction ······································· 23

골격계 Skeletal System

- 골격계는 성인의 경우 뼈 206개와 연골 및 관절의 인대를 구성하는 조직으로 구성한다.
- 중축 골격(Axial Skeleton), 부속 골격(Appendicular Skeleton)으로 구분한다.
- 중축 골격은 몸의 중앙선에 있고 두개골, 설골, 척추, 흉곽으로 구성한다.
- 부속 골격은 흉대와 요대의 뼈/사지로 연결되어 구성한다.
- 운동을 가능하게 하면서 가장 근본적인 신체의 구성요소이다.

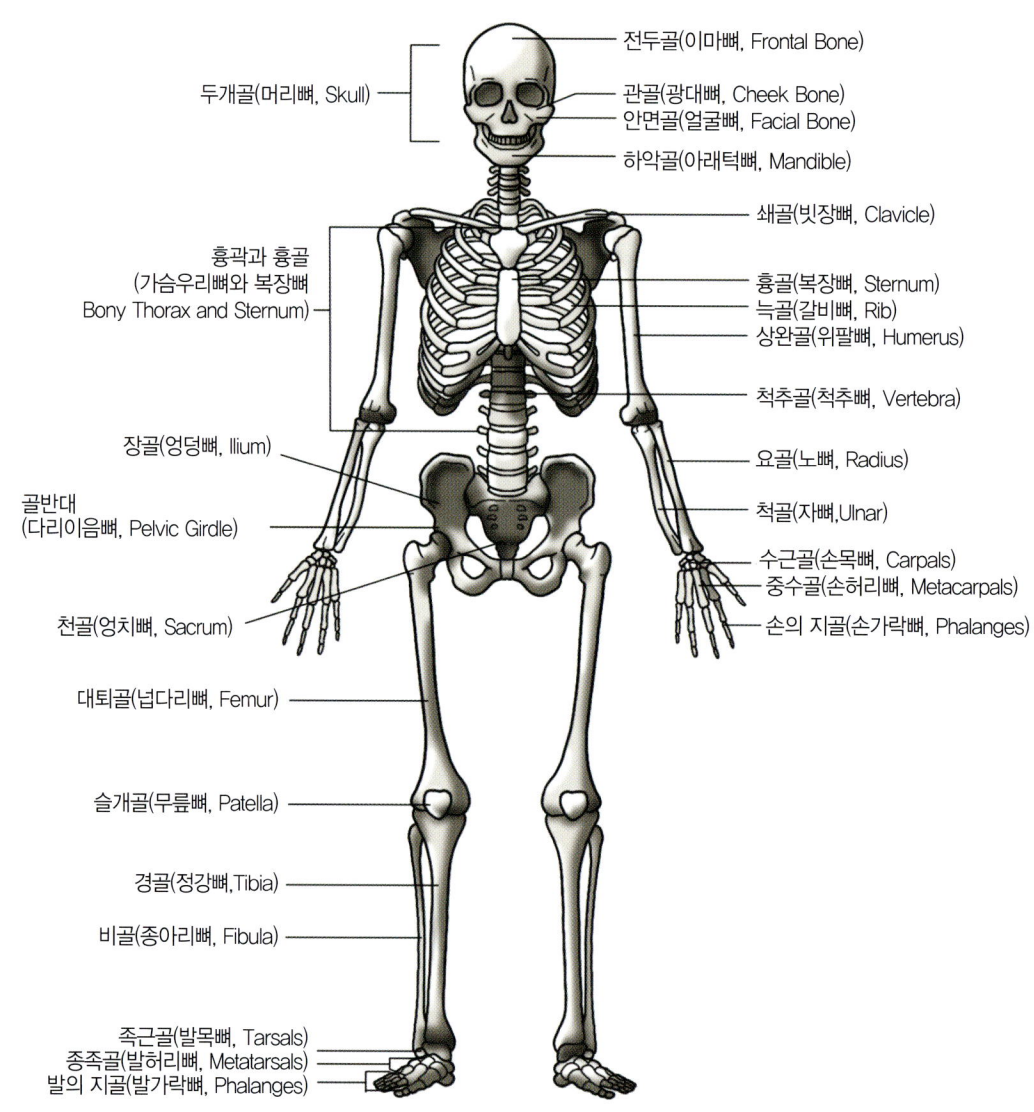

인체의 골격(전면)

골격계 Skeletal System

- 뼈의 유형: 무기질(견고, 단단한 성질, 성인뼈에 많음) 유기질(탄력, 질긴 성질, 어린이 뼈에 많음)
- 관절의 유형
  ①섬유관절(부동관절-두개골형) : 움직임 제한/ 봉합, 인대결합, 못박이 관절
  ②연골관절(반부동관절-척추형) : 움직임 및 운동 가능/ 섬유 연골결합, 유리 연골결합
  ③윤활관절(가동관절-팔다리형) : 움직임 및 운동 활발/ 관절연골, 관절 주머니, 윤활 주머니, 관절안

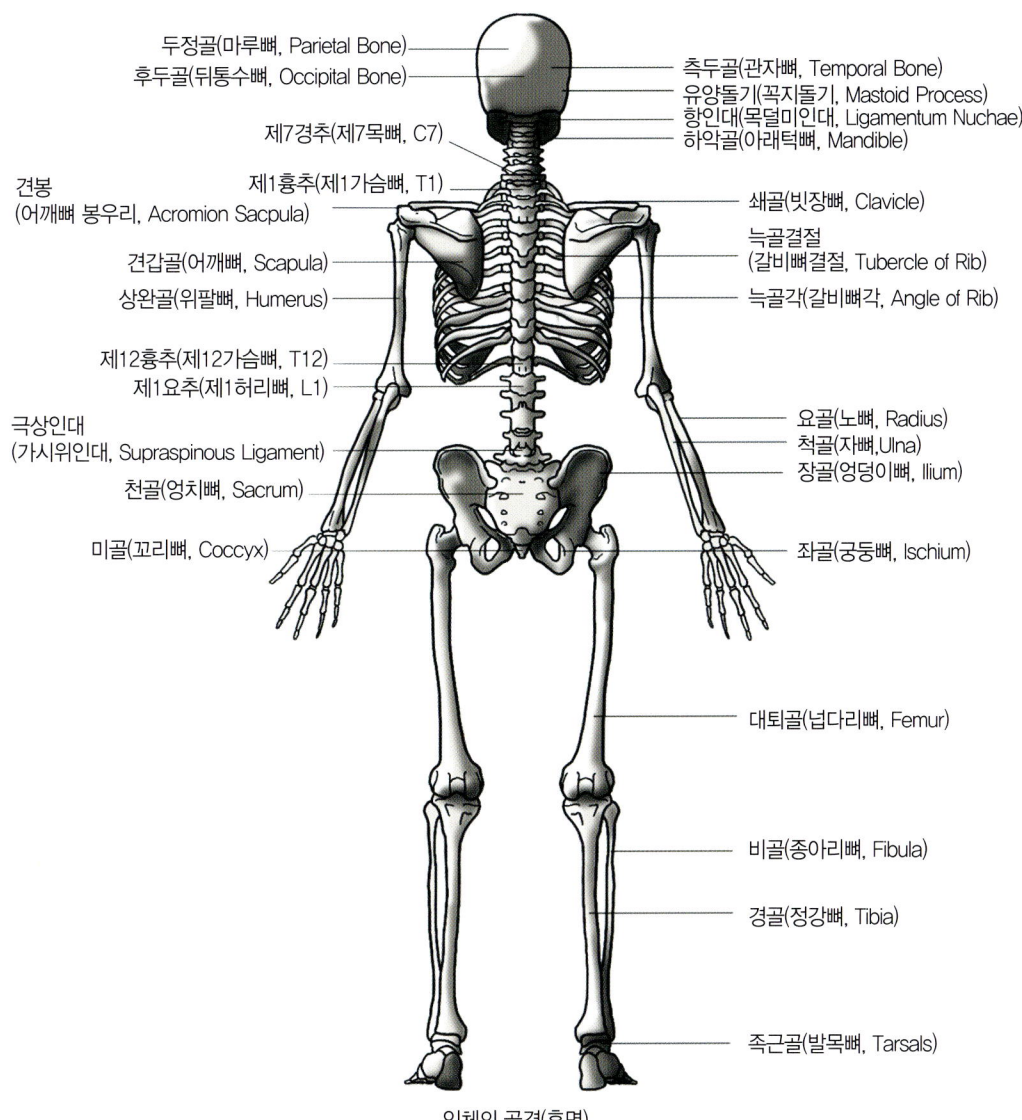

인체의 골격(후면)

두개골 Cranium / Mandible

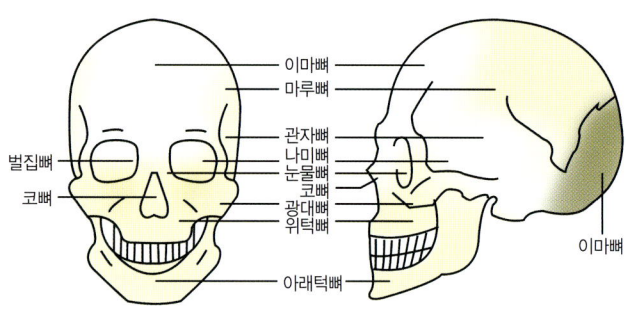

- 뇌를 보호하는 역할을 하며 얼굴을 구성하는 뼈

● 뇌머리뼈
① 마루뼈(Parietal)
② 관자뼈(Temporal)
③ 이마뼈(Frontal)
④ 벌집뼈(Ethmoid)
⑤ 나비뼈(Sphenoid)
⑥ 뒷통수뼈(Occiput)

● 얼굴뼈
① 코뼈(Nasal)
② 눈물뼈(Lacrimal)
③ 하비갑개(Inferior Nasal Concha)
④ 입천장뼈(Palatine), 광대뼈(Zygomatic)
⑤ 보습뼈(Vomer)
⑥ 위턱뼈(Maxilla)
⑦ 아래턱뼈(Mandible)

척추골 Vertebra

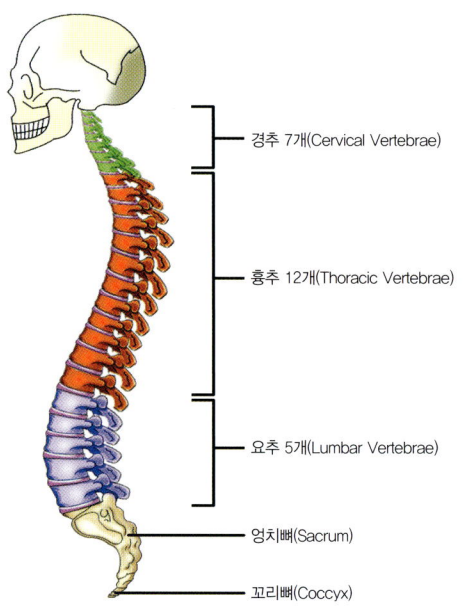

- 척추는 머리뼈부터 골반뼈까지 연결
- 중심축을 이루며 신체를 지지, 평형 유지
- 척수를 보호
- 경추 – Cervical Vertebra
- 흉추 – Thoracic Vertebra
- 요추 – Lumbar Vertebra
- 천골 – Sacrum
- 미골 – Coccyx

흉곽 Thoracic Cage

- 흉곽(가슴우리)은 흉강(흉추, 갈비뼈, 흉골, 횡격막으로 둘러싸인 부위)을 둘러싸며 폐와 가슴으로부터 다른 기관들을 보호하고 흉근으로 운동하여 호흡운동을 도와준다.
- 12쌍의 갈비뼈가 등쪽부터 가슴쪽을 둥글게 감싸고 있으며 근육과 피부와 같이 가슴벽을 형성한다.
- 호흡을 초래하는 근육과 척주를 유지하며 운동과 관련된 근육에 부착된다.

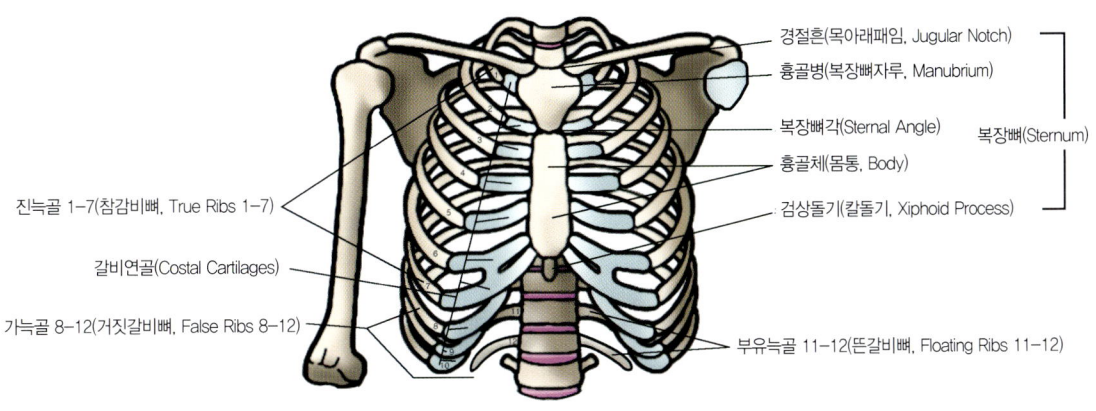

전면(Anterior View)

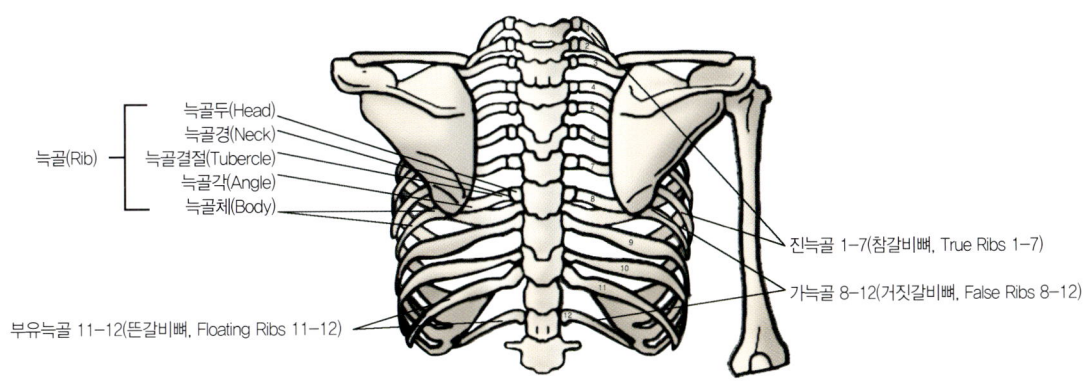

후면(Posterior View)

골격근 Skeletal Muscle

- 근육 조직에는 평활근, 심근, 골격근으로 구성되어 있으며 골격근은 600여 개로 이루어져 있다. (체중의 40~50%)
- 골격근 3가지 기능은 운동과 호흡을 위한 근수축, 자세를 유지하기 위한 근수축, 체온 유지를 위한 열생산이 있다.
  a. 평활근: 불수의근(얇은 층으로 되어 있고 근육, 내장이나 혈관의 벽을 구성)
  b. 심근: 심장근육
  c. 골격근: 수의근(본인의 지대로 움직일 수 있으며 체온 유지와 열을 발생)

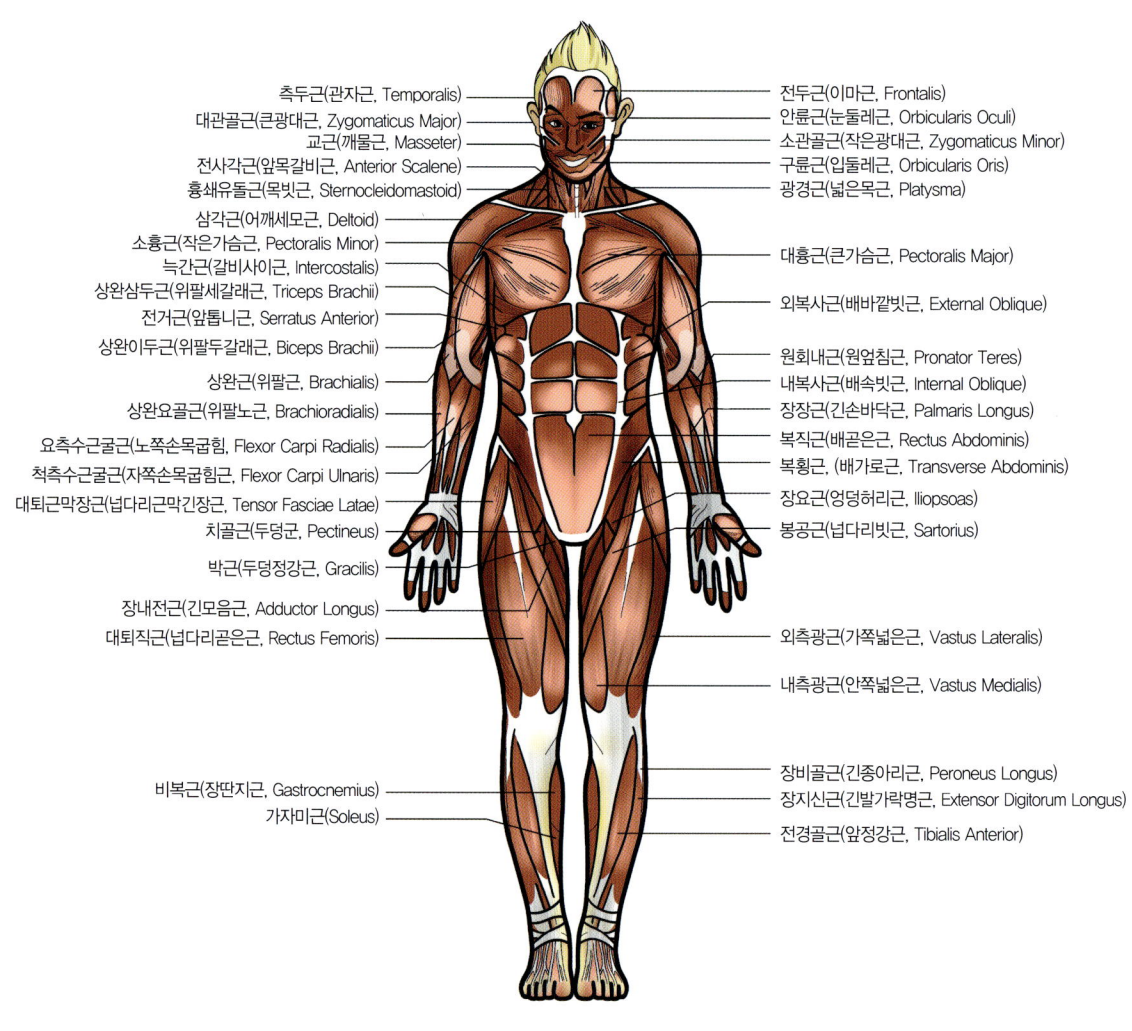

전면(Anterior View)

골격근 Skeletal Muscle

- 지근섬유 특성(적근섬유, ST섬유 – Slow Twitch Fiber, Type I)
  미오글로빈이 많아서 적색으로 보이며 수축 속도는 느리지만 산화능력이 뛰어나 높은 지구성을 갖는다.
- 속근섬유 특성(백근섬유, FT섬유 – Fast Twitch Fiber, Type II)
  미오글로빈이 적어 하얗게 보이고 해당능력이 뛰어나며 수축이 빠르고 높은 파워를 발휘하지만 상대적으로 쉽게 피로해지고 수축은 단시간으로 한정되어 있다.

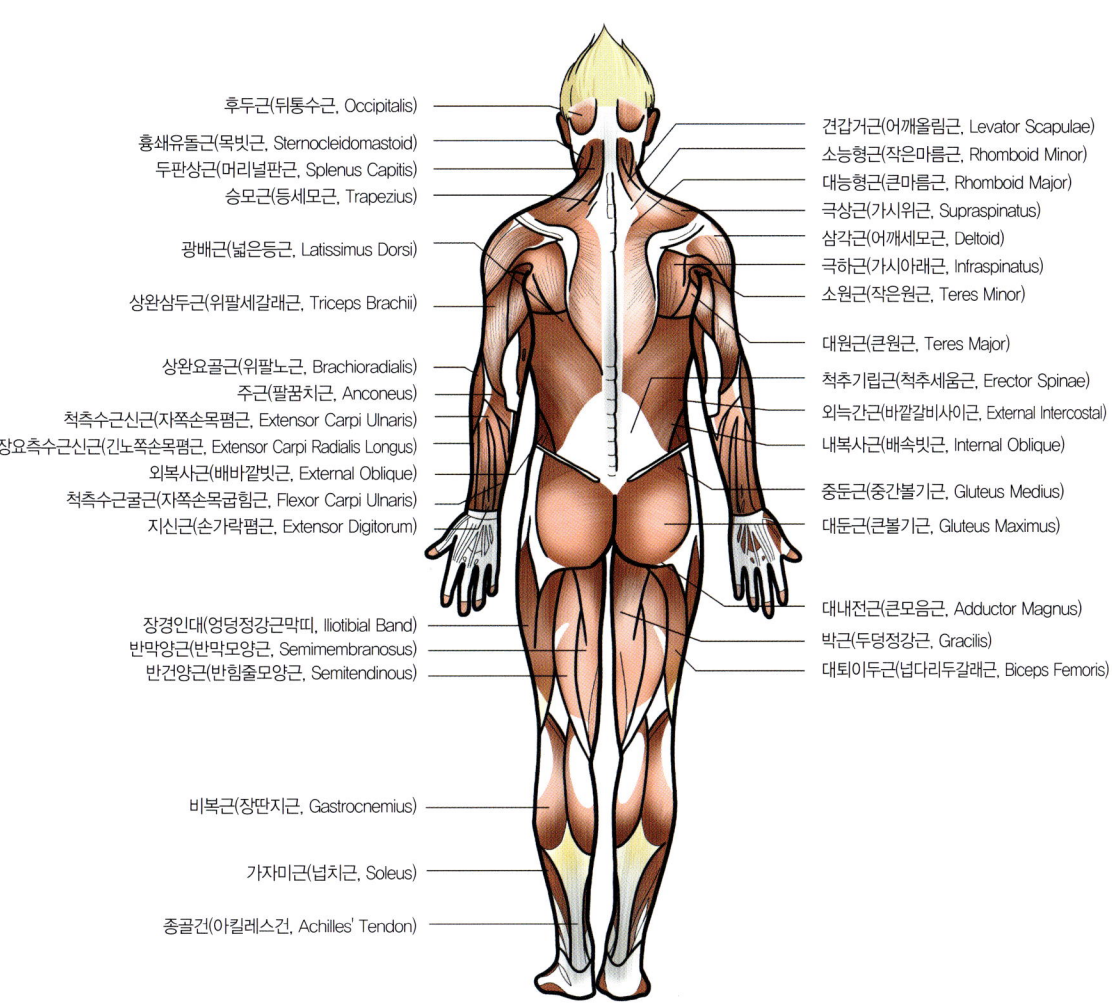

후면(Posterior View)

근육계 Muscular System

1. 둘레근(Circular m.): 안쪽 또는 바깥쪽으로 종주근이 수축하면 관이 짧아지고 환상근이 수축하면 관이 길어지며 잘 신축하는 것은 이 두 근육의 작용 때문이다.(입, 항문)
2. 수렴근(Convergent m.): 근육 다발이 힘줄 끝에 합쳐져 한쪽 끝은 넓고 한쪽 끝은 좁은 부채모양이다. (대흉근)
3. 평행근(Parallel m.): 근육 다발이 힘줄과 평행하며 비교적 균일한 폭이다. (봉공근)
4. 방추근(Fusiform m.): 근육 다발이 비교적 촘촘한 배열로 양쪽 끝단으로부터 분기된다. (상완이두근)
5. 뭇깃근(다우상근, Multipennate m.): 근육 다발이 다양한 곳에서부터 힘줄로 합쳐진다. (삼각근)
6. 깃근(우상근, Bipennate m.): 근육 다발이 양쪽으로부터 힘줄로 합쳐진다. (대퇴직근)
7. 반깃근(반우상근, Unipennate m.): 근육 다발이 한 쪽으로부터 힘줄로 합쳐진다. (내측광근, 외측광근)

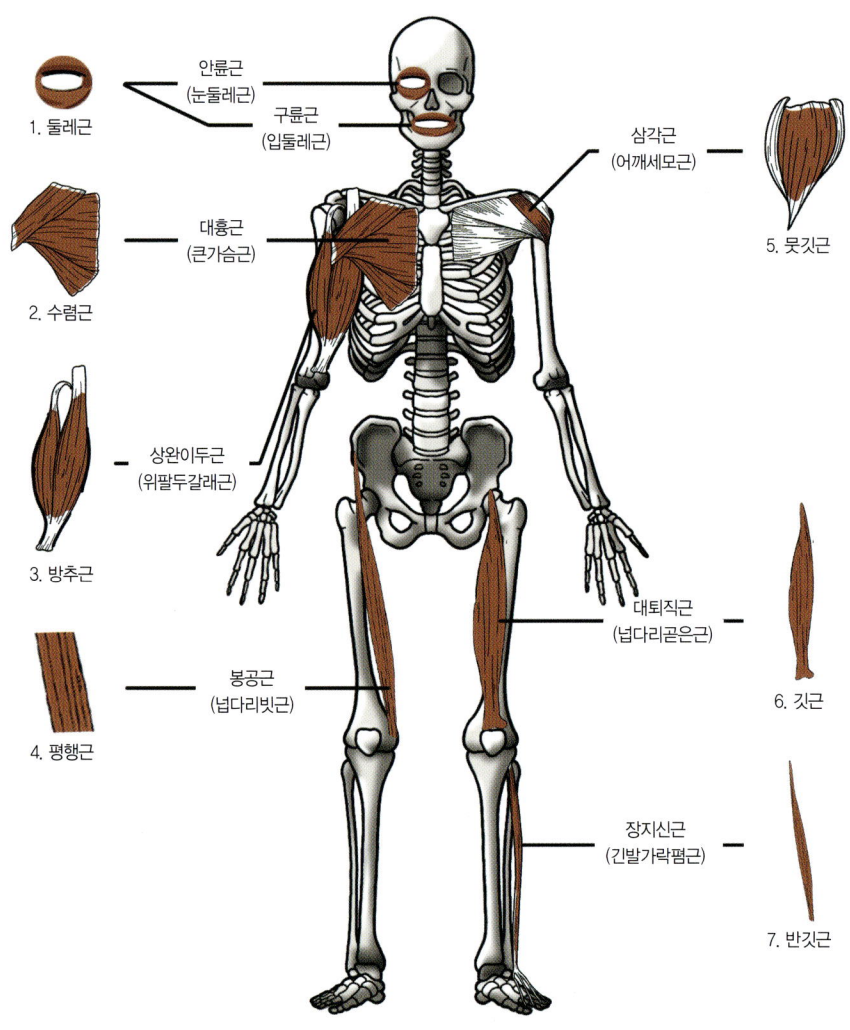

근수축 Muscular Contraction

- 근육의 자극에 의해서 반응하고 수축하는 현상이며 아래와 같이 3가지 형태로 분류한다.
  a. 등척성 운동(Isometric Exercise) : 관절을 움직이지 않고 근육이 수축할 때 근육의 전체 길이에 변화가 없다. Ex) 티저(V-up 자세), 플랭크, 철봉매달리기등
  b. 등장성 운동(Isotonic Exercise) : 관절을 움직이면서 근육이 수축할 때 근육의 전체 길이에 변화가 있다. Ex) 웨이트 트레이닝
  c. 등속성 운동(Isokinetic Exercise) : 근육의 수축력과는 관계없이 운동 속도가 모든 범위에서 일정하게 유지된다. Ex) 등속성 운동 장비 Biodex, Cybex 등

a. 등척성 운동

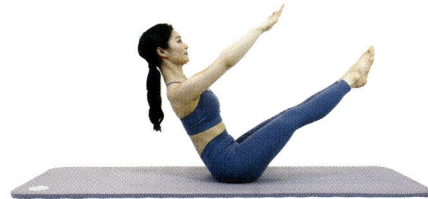
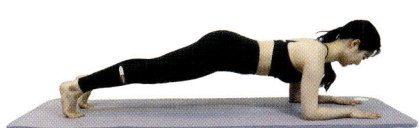

b. 등장성 운동

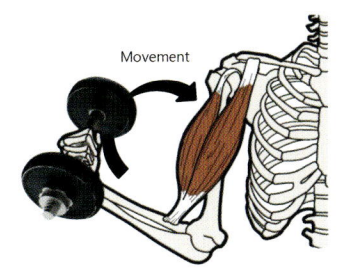
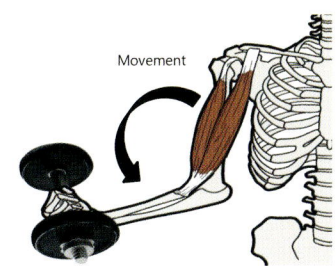

- 동심성(단축성) 수축(Concentric Contraction)
  근육의 길이가 짧아지면서 힘과 장력이 발생
- 원심성(신장성) 수축 Eccentric Contraction
  근육의 길이가 늘어나면서 힘과 장력이 발생

c. 등속성 운동장비

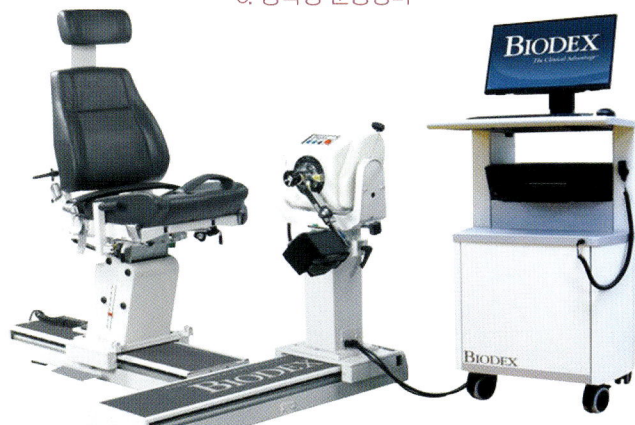

메디필라 매트 운동편

Chapter 3

해부학이론2
신경 Ⅰ

- 신경계 Nervous System … 26
- 신경조직 Nervous Tissue … 27
- 신경흥분전달물질 Neurotransmitters … 28

신경계
Nervous System

- 신경계는 중추신경계(CNS)와 말초신경계(PNS)로 구분하고 중추신경계는 다시 뇌(Brain)와 척수(Spinal Cord)로 구분되며 뇌와 척수에서 말초신경(뇌신경12쌍, 척수신경31쌍)이 나오게 된다.
- 말초신경계는 기능에 따라 운동신경, 감각신경, 자율신경(교감신경, 부교감신경)으로 구분된다.
- 자극 전도 방향에 따른 분류
  - 원심성 신경: 중추신경계에서 말초신경계의 자극을 전달하는 신경이며 운동성 신경이라고 한다.
  - 구심성 신경: 말초신경계에서 중추신경계의 자극을 전달하는 신경이며 감각성 신경이라고 한다.

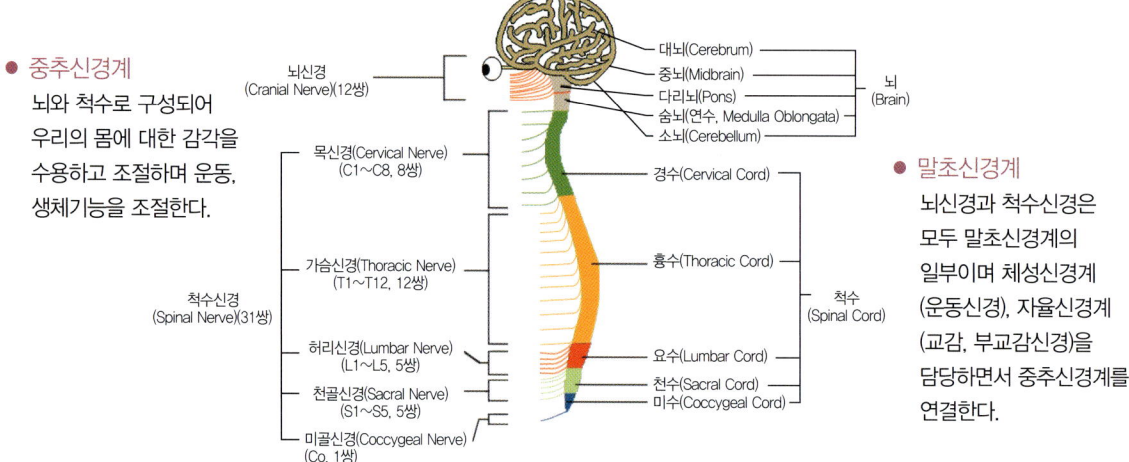

● 중추신경계
뇌와 척수로 구성되어 우리의 몸에 대한 감각을 수용하고 조절하며 운동, 생체기능을 조절한다.

● 말초신경계
뇌신경과 척수신경은 모두 말초신경계의 일부이며 체성신경계(운동신경), 자율신경계(교감, 부교감신경)을 담당하면서 중추신경계를 연결한다.

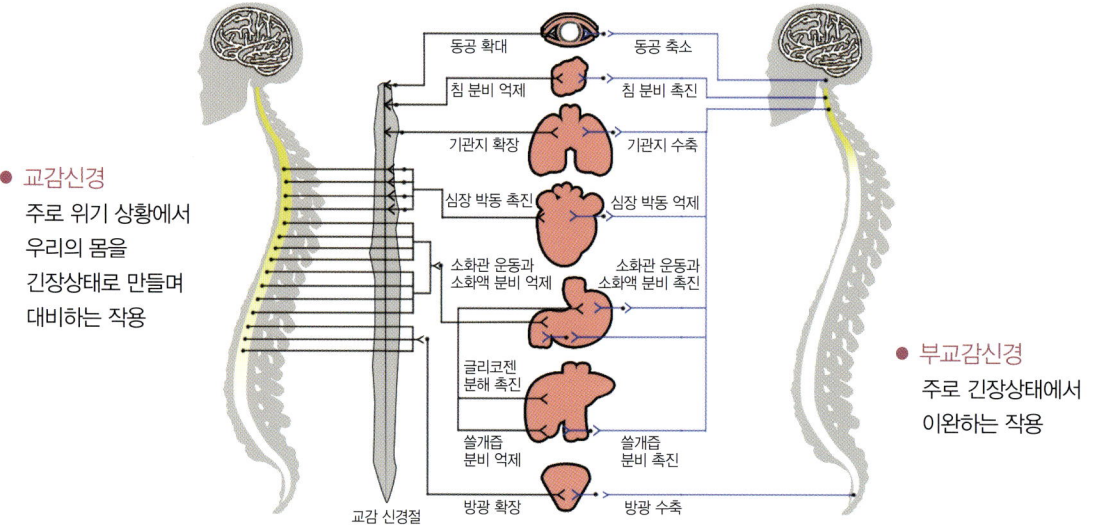

● 교감신경
주로 위기 상황에서 우리의 몸을 긴장상태로 만들며 대비하는 작용

● 부교감신경
주로 긴장상태에서 이완하는 작용

신경조직
Nervous Tissue

- 신경조직은 여러 종류의 자극들을 외부 또는 내부에서 발생하는 뉴런 및 신경세포로 이루어진 조직을 말하며, 이와 관련된 정보를 수신, 통합, 전달하는 역할을 수행한다.
- 신경조직의 구성은 뇌와 척수로 이루어진 중추신경계(Central Nervous System, CNS)와 신체 기능과 활동을 조절하는 말초신경계(Peripheral Nervous System, PNS), 전기화학적인 신경신호를 수용하고 전달할 수 있게 특수화된 신경세포(Nerve Cell) 또는 뉴런(Neuron)과 이 세포에게 영양을 공급하는 신경아교세포(Neuroglialcells)로 구성된다.

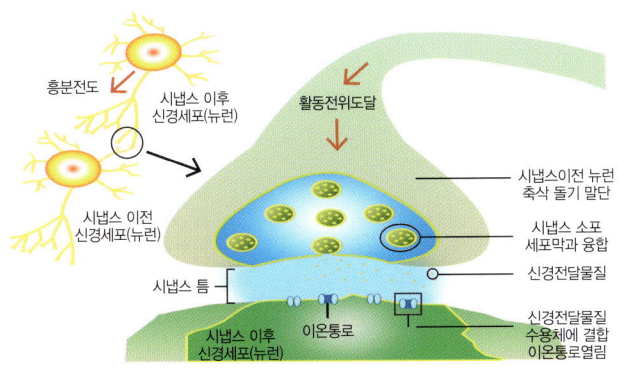

- 시냅스(Synapse)
  - 신경사이의 연접부(일정한 간격으로 존재)
  - 신경흥분은 시냅스 소포(Synaptic Vesicle)
  - 신경전달물질(Neurotransmitter)을 방출
  - 근접 신경세포에 새로운 신경흥분을 발생

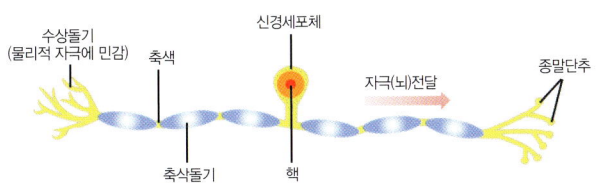

- 감각 뉴런(Sensory Neuron)
  - 감각수용기(감각기관,피부) 자극수신
  - 중추신경계(뇌, 척수 등)로 전달역할

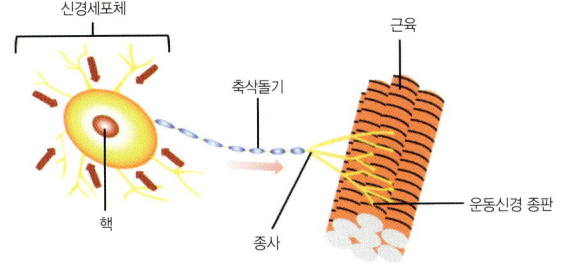

- 운동 뉴런(Motor Neuron)
  - 중추신경계의 명령(근육, 분비선 등)
  - 반응기 쪽으로 자극으로 전달
  - 수용된 자극에 반응하도록 구성

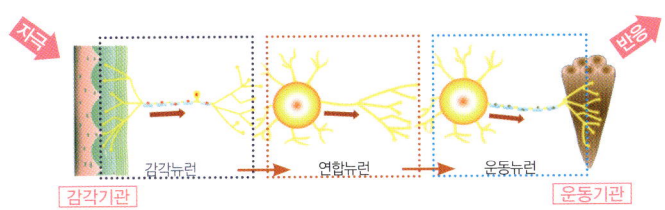

- 연합뉴런(Interneuron)
  - 감각뉴런과 운동뉴런을 연결

메디컬 테이프와 필라테스의 만남

신경흥분 전달물질
Neurotransmitters

- 신경전달물질은 신경세포(Neuron)들 사이에서 신호를 전달하는 분자(Molecule)이며 이 분자는 시냅스(Synapse)에서 뉴런 사이를 통과한다.
- 뇌에는 100억~1천억 개의 신경세포들이 복잡하게 얽혀있고 1/1,000초(밀리초) 단위의 분사 형태로 방출된다.
- 호르몬이 주로 내분비계에서 분비된다면, 신경 전달 물질은 뇌에서 분비되며, 신경세포로 신호를 전달하여 대체적으로 "사고, 의식, 행동, 감정, 중독" 등에 관여한다.

- **아세틸콜린(Acetylcholine)**
  - 위치 : 중추신경계, 말초신경계
  - 기능 : 흥분 촉진 / 일부 내장 효과기 억제
  - 역할 : 행동, 기억, 학습

- **에피네프린(Epinephrine)**
  - 위치 : 중추신경계, 말초신경계
  - 기능 : 흥분 촉진 / 수용체 따라 억제
  - 역할 : 행동(동기, 정서), 각성 수준, 기분

- **세로토닌(Serotonin)**
  - 위치: 중추신경계, 말초신경계
  - 기능 : 신경 흥분 억제
  - 역할 : 기분, 수면, 감각 지각(심리), 온도조절

- **도파민(Dopamine)**
  - 위치 : 중추신경계, 말초신경계
  - 기능 : 신경 흥분 촉진
  - 역할 : 정서(각성, 기분, 사고과정, 움직임)

- **노르에피네프린(Norepinephrine)**
  - 위치 : 중추신경계, 말초신경계
  - 기능 : 흥분 촉진 / 수용체 따라 억제
  - 역할 : 행동, 기분

- **엔도르핀 · 엔케팔린(Endorphins · Enkephalins)**
  - 위치 : 중추신경계, 말초신경계
  - 기능 : 신경 흥분 억제
  - 역할 : 쾌감, 통증 차단(감각 통증 신경전달물질 억제)

- **감마-아미노뷰티르산(γ-Aminobutyric Acid / GABA)**
  - 위치 : 중추신경계, 말초신경계
  - 기능 : 신경 흥분 억제
  - 역할 : 각성, 불안 수준 감소(과도한 신경 방전 억제)

- **글루타메이트(Glutamate)**
  - 위치 : 중추신경계(15~20%)
  - 기능 : 신경 흥분 촉진
  - 역할 : 학습, 기억, 신경세포와 시냅스의 화학적 변화의 장기적 강화(Long-Term Potentiation, LTP)

신경아교세포
Neuroglia Cell

- 중추신경계, 말초신경계 분포
- 신경세포의 대사작용, 영양공급, 보호작용, 신경전달물질 농도 유지
- 중추신경계 세포 용량 40%, 신경원보다 5~10배 많음

신경 Nerves

- **감각신경**
  - 체성감각 : 의식 가능한 위치감, 온도, 통증, 진동, 촉각, 압각 등 심부감각 전달
  - 내장감각 : 의식 못한 위치감, 진동, 촉각, 압각 등 심부감감 전달
  - 특수감각 : 시간, 청각, 후각, 미각, 평형감각 전달
- **운동신경** · 역할 : 중추신경계에서 효과기로 흥분전달
- **연합시경** · 위치 : 운동신경과 감각신경 사이 / 중추신경의 경로형성

Chapter 4

해부학이론3
신경 Ⅱ

- 상지 피부 신경 Upper Limb Cutaneous Nerve ·················· 30
- 상완 신경총(팔신경얼기) Brachial Plexus ·················· 31
- 근피 신경(근육피부신경) Musculocutaneous Nerve ·················· 32
- 액와 신경(겨드랑신경) Axillary Nerve ·················· 33
- 정중 신경 Median Nerve ·················· 34
- 요골 신경(노신경) Radius Nerve ·················· 35
- 척골 신경(자신경) Ulnar Nerve ·················· 36
- 하지 피부 신경 Lower Limb Cutaneous Nerve ·················· 37
- 요천 신경총(온허리엉치신경얼기) Lumbosacral Plexus ·················· 38
- 폐쇄 신경 Obturator Nerve ·················· 39
- 좌골 신경(궁둥신경) Sciatic Nerve ·················· 40
- 대퇴 신경(넙다리신경) Femoral Nerve ·················· 41
- 경골 신경(정강신경) Tibial Nerve ·················· 42
- 총 비골신경(온종아리신경) Commmon Peroneal Nerves ·················· 43

상지 피부신경
Upper Limb Cutaneous Nerve

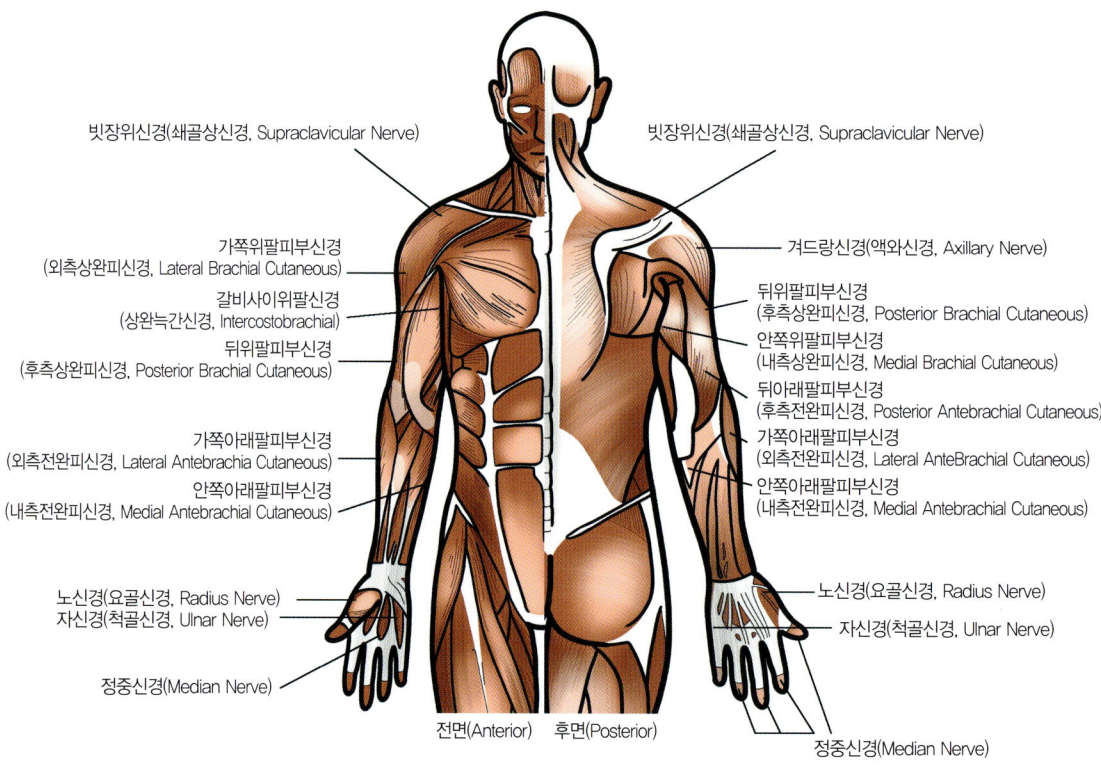

상완신경총(팔신경얼기)
Brachial Plexus

- 상완 신경총은 상완(어깨에서 팔꿈치까지의 부분)에 집단으로 이루고 있는 신경세포들을 말하고 경추 5번 신경부터 흉추 1번 신경들이 모이면서 상지의 운동과 감각들을 담당하며 신경을 지배한다.
- 상완 신경총 압박은 신경근, 신경줄기 등 상완 신경총을 구성하는 신경 구성들이 목과 팔의 중간 부위에서 근막이나 인대들이 눌려서 팔의 저림 증상이나 힘이 약해지는 신경학적 장애를 말한다.

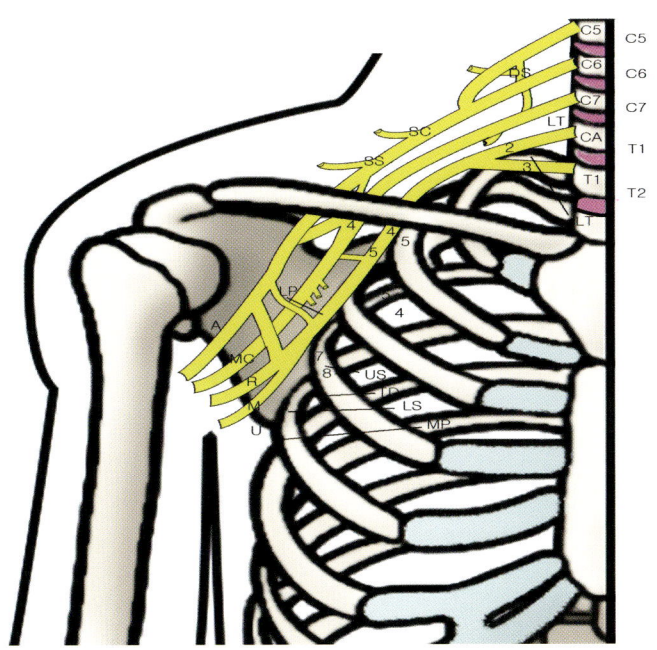

신경간, 신경부, 신경속-Trunk, Division, Cord
1. 윗 신경몸통(상신경간, Upper Trunk)
2. 가운데 신경몸통(중신경간, Middle Trunk)
3. 아래 신경몸통(하신경간, Lower Trunk)
4. 앞신경갈래(전신경부, Anterior Division)
5. 뒤신경갈래(후신경부, Posterior Division)
6. 가쪽 신경다발(외측신경속, Lateral Cord)
7. 뒤신경다발(후신경속, Posterior Cord)
8. 안쪽 신경다발(내측신경속, Medial Cord)

말초신경-Terminal Nerves
DS-어깨등신경(견갑배신경, Dorsal Scapular_C5)
LT-긴가슴신경(장흉신경, Long Thoracic_C5,6,7)
SC-빗장뼈아래신경(쇄골하신경, Subclavius_C5,6)
SS-어깨윗신경(견갑상신경, Suprascapular_C5,6)
US-윗어깨아래신경(상견갑하신경, Upper Subscapular_C5,6)
TD-가슴등신경(흉배신경, Thoracodorsal_C6,7,8)
LS-아래어깨아래신경(하견갑하신경, Lower Subscapular_C5,6)
LP-가쪽가슴신경(외측흉신경, Lateral Pectoral_C5,6,7)
MP-안쪽가슴신경(내측흉신경, Medial Pectoral_C8,T1)
A-겨드랑신경(액와신경, Axillary_C5,6)
MC-근육피부신경(근피신경, Musculocutaneous_C5,6,7)
R-노신경(요골신경, Radius_C5,6,7,8,T1)
M-정중신경(정중신경, Median_C5,6,7,8,T1)
U-자신경(척골신경, Ulnar_C8,T1)

근피신경(근육피부신경)
Musculocutaneous Nerve

- 근육 피부 신경(근피 신경)은 상완 신경총의 하나로 근육과 피부를 합친 신경을 말하며 경추 5~7번부터 정중신경의 외측면에서 조금씩 벗어나 오구완근(오훼완근)을 통과하여 상완근과 상완이두근 사이에서 3가지의 가지를 분포하여 주로 상완 이두근, 오구완근(오훼완근), 상완근을 지배한다.
- 근피 신경 압박은 팔의 회내와 주관절의 굴곡 동작이 힘이 약해지고 전완부 외측, 팔꿈치에서 엄지손가락으로 이어지는 저림 증상과 같은 감각이상이 생기는 신경학적 장애를 말한다.

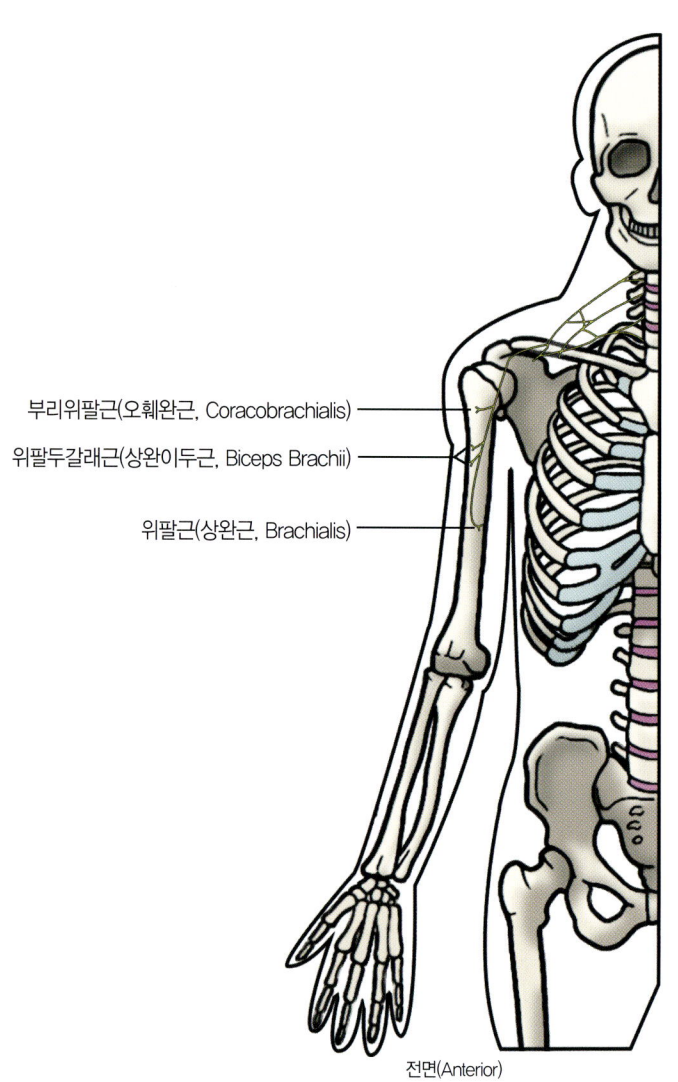

부리위팔근(오훼완근, Coracobrachialis)
위팔두갈래근(상완이두근, Biceps Brachii)
위팔근(상완근, Brachialis)

전면(Anterior)

액와신경(겨드랑신경)
Axillary Nerve

- 액와신경은 상완 신경총의 하나로 경추 5, 6번에서 시작하여 견갑하근 앞쪽인 겨드랑이 사이로 들어가 앞쪽(전 구획)의 신경가지는 삼각근을 지배하고 뒤쪽(후 구획)의 신경가지는 소원근을 지배한다.
- 근피 신경 압박은 팔의 굴곡과 외전이 약해지고 삼각근 하부 쪽으로 저림 증상 같은 감각이상이 생기는 신경학적 장애를 말한다.

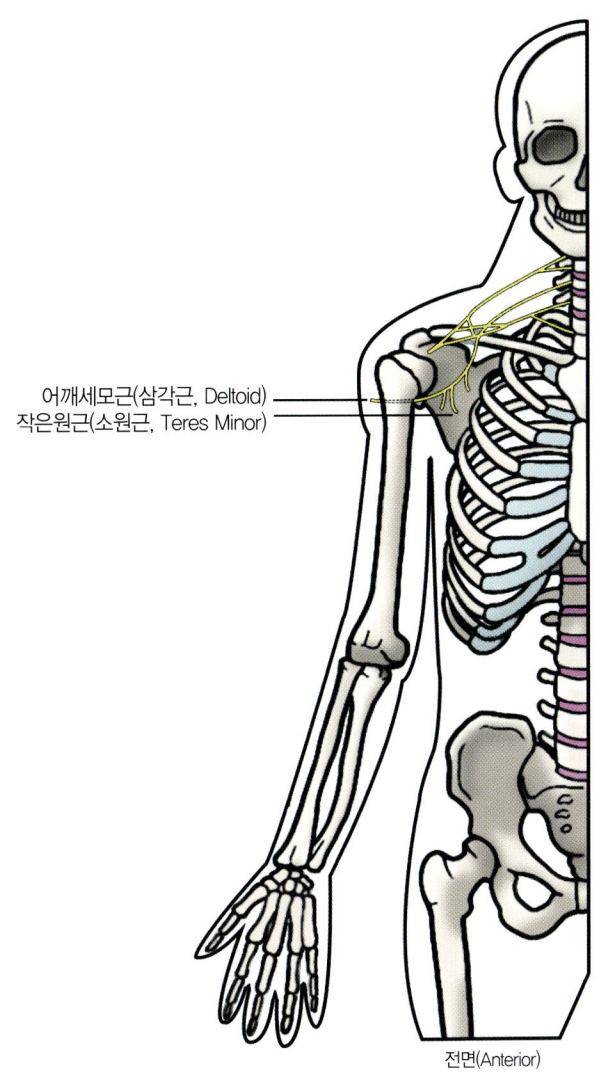

어깨세모근(삼각근, Deltoid)
작은원근(소원근, Teres Minor)

전면(Anterior)

정중신경
Median Nerve

- 정중신경은 상완 신경총의 하나로 경추 5~7번과 경추 8, 흉추 1번에서 시작하여 갈라져 나와 위팔(동맥)과 아래팔을 지나며 손가락 굽힘근의 근막 면을 따라 내려가서 손목굴(손목터널을 통과하는 유일한 신경)을 통과하여 손바닥 2/3(엄지, 검지, 중지 + 약지 1/2)가량을 지배한다.
- 정중신경 압박은 손목의 회내, 엄지손가락의 내전, 굴곡 등의 동작이 약해지고 저림 증상 같은 감각이상이 생기는 신경학적 장애를 말한다. (감각기능과 운동기능 모두 담당)

1. 원엎침근(원회내근, Pronator Teres)
2. 노쪽손목굽힘근(요측수근굴근, Flexor Carpi Radialis)
3. 긴손바닥근(장장근, Palmaris Longus)
4. 얕은손가락굽힘근(천지굴근, Flexor Digitorum Superficialis)
5. 깊은손가락굽힘근(심지굴근, Flexor Digitorum Profundus)
6. 긴엄지굽힘근(장무지굴근, Flexor Pollicis Longus)
7. 네모협침근(방형회내근, Pronator Quadratus)
8. 짧은엄지손가락벌림근(단무지외전근, Abductor Pollicis Brevis)
9. 엄지맛섬근(무지대립근, Opponens Pollicis)
10. 짧은엄지굽힘근(단무지굴근, Flexor Pollicis Brevis)
11. 벌레근(제1,2지 충양근, Lumbricals 1,2)

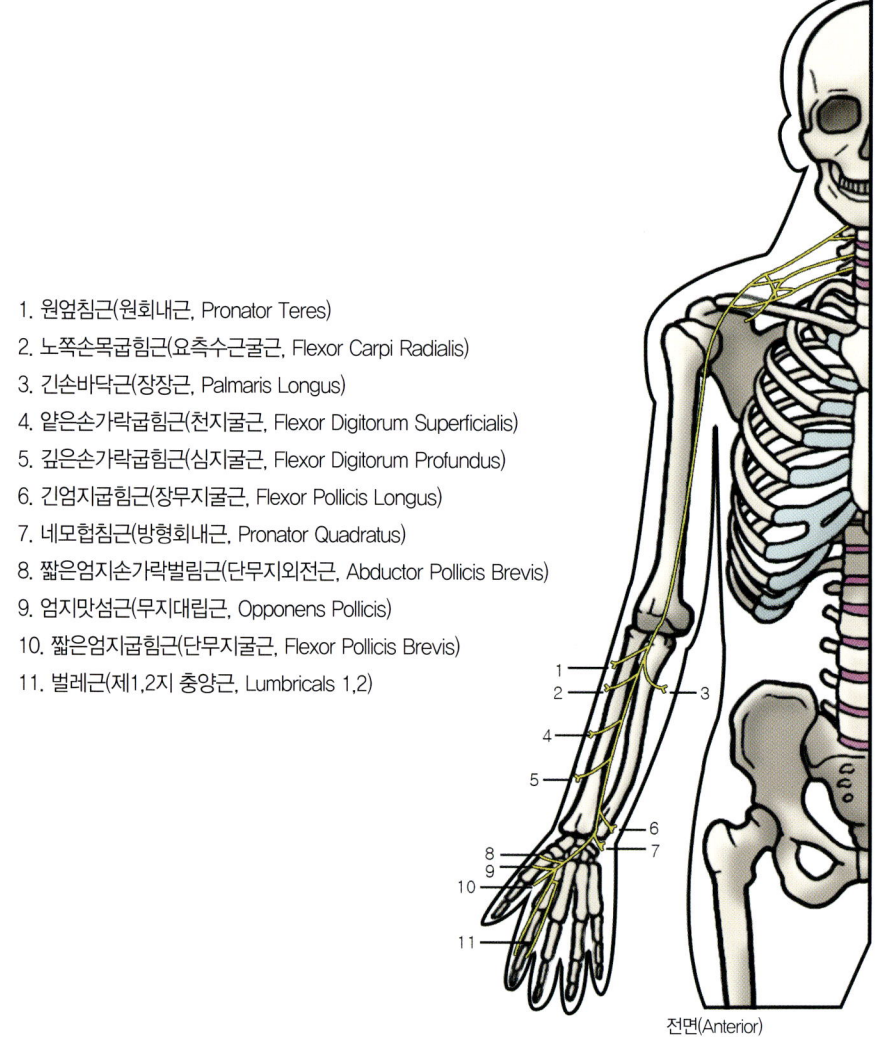

전면(Anterior)

요골신경(노신경)
Radius Nerve

- 요골신경은 상완 신경총의 하나로 경추 5~8번과 흉추 1번에서 시작하여 상완골 후면을 지나 팔꿈치의 외측부로 전완부와 손의 후부를 지배한다.
- 요골신경 압박은 상완요골근과 상완삼두근의 심부건반사(근육의 힘줄을 가볍게 쳤을 때, 이 힘줄과 연결된 근육이 바로 수축하는 반사 현상)가 상실되며 팔꿈치, 손목, 손가락의 신전 동작 약해지고 저림 증상 같은 감각이상이 생기는 신경학적 장애를 말한다.

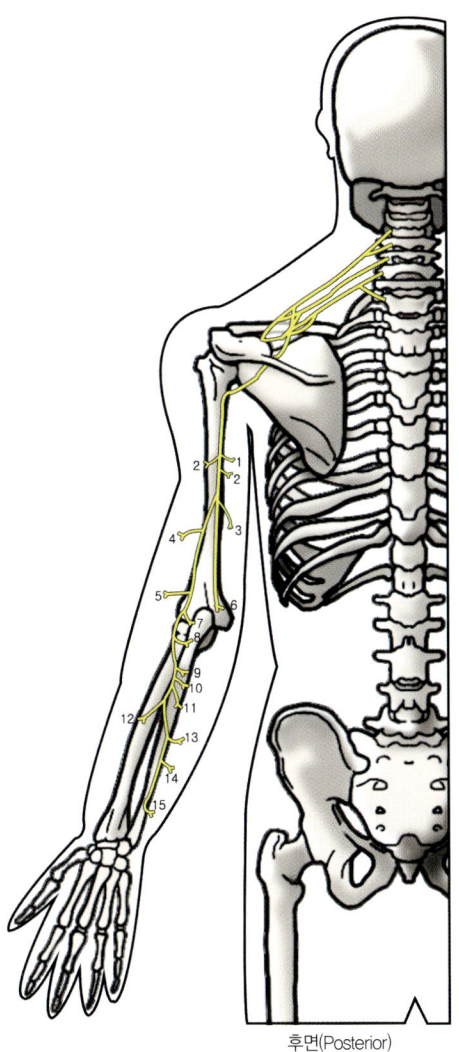

1. 장두(상완삼두근, Triceps Brachii)
2. 외측두(상완삼두근, Triceps Brachii)
3. 내측두(상완삼두근, Triceps Brachii)
4. 위팔노뼈근(상완요골근, Brachioradialis)
5. 긴노쪽손목폄근(장요측수근신근, Extensor Carpi Radialis Longus)
6. 팔꿈치근(주근, Anconeus)
7. 짧은노쪽손목폄근(단요측수근신근, Extensor Carpi Radialis Brevis)
8. 뒤침근(회외근, Supinator)
9. 손가락폄근(지신근, Extensor Digitorum)
10. 새끼손가락폄근(소지신근, Extensor Digiti Minimi)
11. 자쪽손목폄근(척측수근신근, Extensor Carpi Ulnaris)
12. 긴엄지벌림근(장무지외전근, Abductor Pollicis Longus)
13. 짧은엄지폄근(단무지신근, Extensor Pollicis Brevis)
14. 긴엄지폄근(장무지신근, Extensor Pollicis Longus)
15. 검지폄근(시지신근, Extensor Indicis)

후면(Posterior)

척골신경(자신경)
Ulnar Nerve

- 척골신경은 상완 신경총의 하나로 경추 8번과 흉추 1번에서 시작하여 위팔 안쪽을 지나 팔꿈치 뒤쪽 부위를 통과하여 손바닥 1/3(소지 + 약지 1/2)가량의 신경을 지배한다.
- 척골신경 압박은 손목터널 증후근과 비슷한 증상으로 보이지만 손가락의 굽힘과 모음 동작이 약해지고 팔꿈치 안쪽부터 손바닥까지 저림 증상 같은 감각이상이 생기는 신경학적 장애를 말한다.
- 마비 증상이 올 경우 갈퀴손(Claw Hand)과 같은 모양으로 변형된다.

1. 자쪽손목굽힘근(척측수근굴근, Flexor Carpi Ulnaris)
2. 깊은손가락굽힘근(심지굴근, Flexor Digitorum Profundus)
3. 엄지모음근(무지내전근, Adductor Pollicis)
4. 짧은엄지굽힘근(단무지굴근, Flexor Pollicis Brevis)
5. 바닥쪽뼈사이근(장측골간근, Palmar Interossei)
6. 새끼벌림근(소지외전근, Abductor Digiti Minimi)
7. 새끼맞섬근(소지대립근, Opponens Digiti Minimi)
8. 새끼굽힘근(소지굴근, Flexor Digiti Minimi)
9. 등쪽뼈사이근(배측골간근, Dorsal Interossei)
10. 벌레근(제3,4충양근, Lumbricals 3,4)

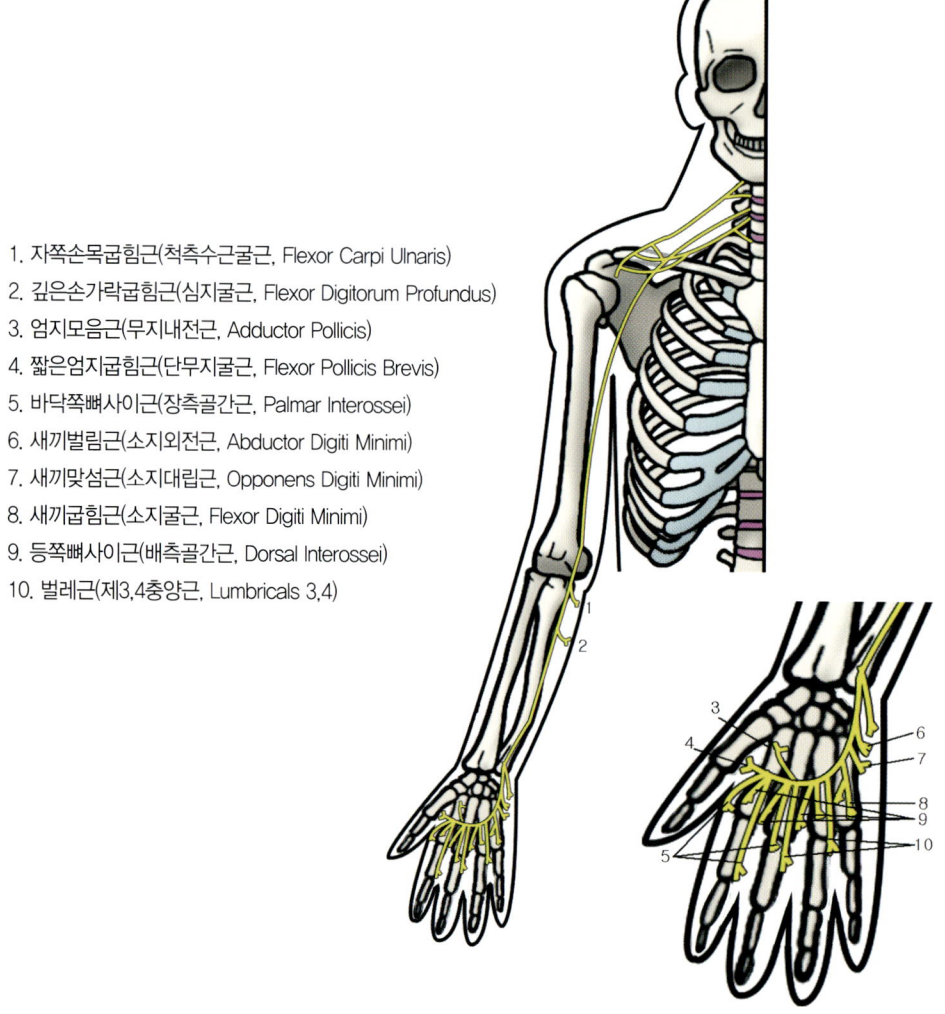

하지 피부신경
Lower Limb Cutaneous Nerve

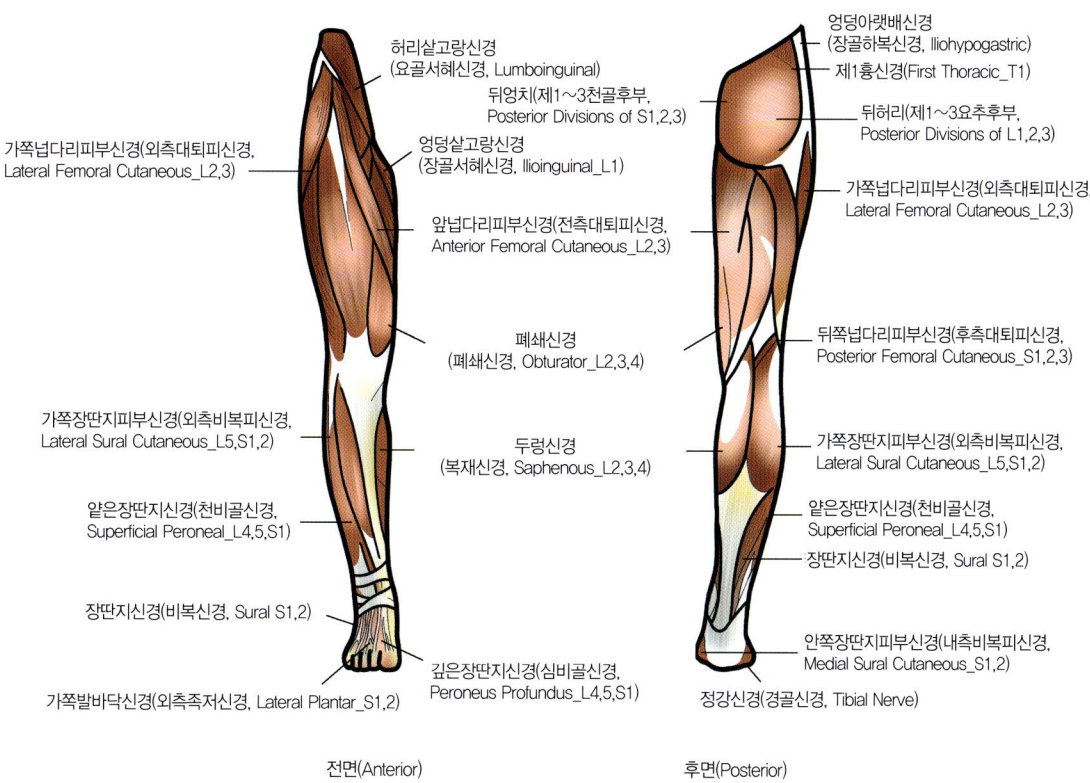

요천신경총(온허리엉치신경얼기)
Lumbosacral Plexus

- 요천 신경총은 요신경총과 천골 신경총을 함께 부르며 요신경총(Lumbar Plexus)은 제12흉신경에서 일부 섬유와 제1~3 요신경, 제4 요신경의 일부 섬유로 구성되어 아랫배와, 허벅지 앞쪽, 안쪽 부위를 지배하고 천골 신경총은 제4,5 요신경과 제1,2 천골 신경과 제3 천골 신경 일부가 모여서 형성된 큰 신경총이며 등 아래, 골반, 회음, 대퇴, 하퇴 뒤쪽, 발의 등 부분, 바닥 부분을 지배한다.
- 요천 신경총의 압박은 특별한 운동감각이 약해지지 않고 대퇴부의 저림 증상 같은 감각이상이 생기는 신경학적 장애를 말한다.

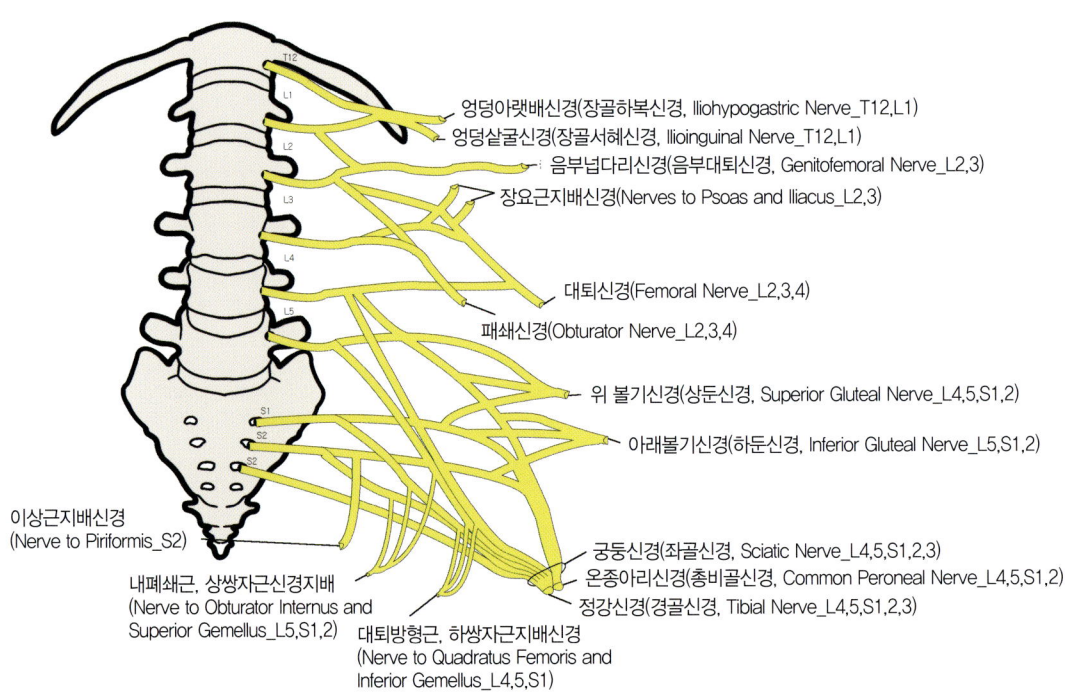

폐쇄신경
Obturator Nerve

- 폐쇄신경은 요천 신경총에서 나온 가지 중 하나이며 제2~4번 척수신경의 뿌리에서 시작하여 장요근의 내측 모서리와 천장관절을 지나서 내외폐쇄근, 내측 대퇴부로 내려가 고관절 및 무릎관절에 감각신경을 지배한다.
- 폐쇄신경의 압박은 허벅지를 내전시키는 동작이 약해지고 안쪽 허벅지 부위의 저림 증상 같은 감각이상이 생기는 신경학적 장애를 말한다.

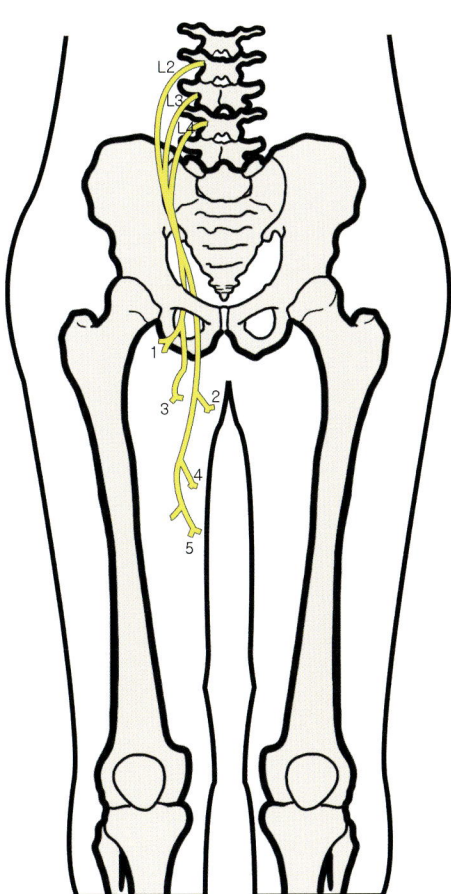

1. 바깥폐쇄근(외폐쇄근, Obturator Externus)
2. 짧은모음근(단내전근, Adductor Brevis)
3. 큰모음근(대내전근, Adductor Magnus)
4. 긴모음근(장내전근, Adductor Longus)
5. 두덩정강근(박근, Gracilis)

전면(Anterior)

좌골신경(궁둥신경)
Sciatic Nerve

- 좌골신경은 신체에서 가장 크고 긴 단일 신경이며 허리엉치신경얼기 아래쪽 부분에서 갈라져(허리 뼈 신경과 엉치뼈 신경이 합쳐짐) 나와서 다리 뒤쪽을 지나 종아리 신경과 정강 신경으로 나뉘어 다리의 감각을 느끼고 운동을 조절하는 신경을 지배한다. (이상근의 긴장으로 인해서도 야기될 수 있음)
- 좌골신경의 압박은 고관절 신전, 슬관절 굴곡, 발가락 굴곡 동작이 약해지고 하지부위의 저림 증상 같은 감각이상이 생기는 신경학적 장애를 말한다.

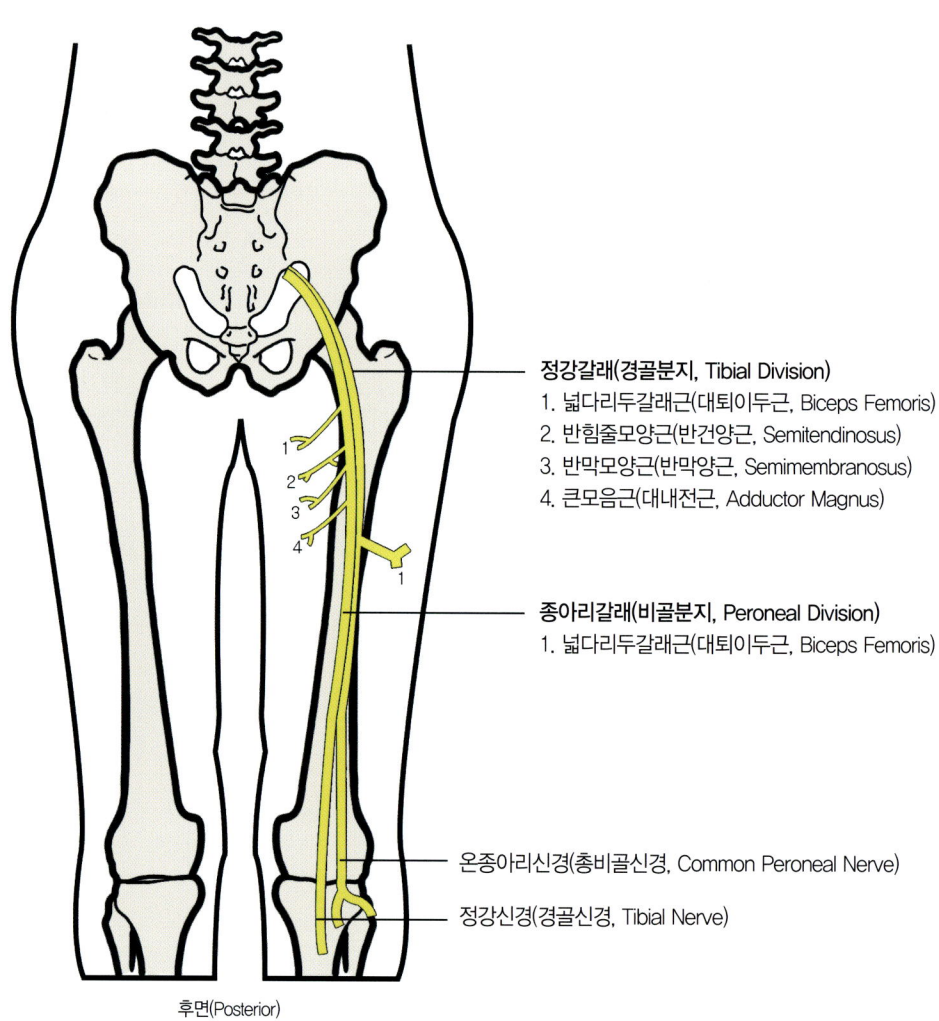

정강갈래(경골분지, Tibial Division)
1. 넓다리두갈래근(대퇴이두근, Biceps Femoris)
2. 반힘줄모양근(반건양근, Semitendinosus)
3. 반막모양근(반막양근, Semimembranosus)
4. 큰모음근(대내전근, Adductor Magnus)

종아리갈래(비골분지, Peroneal Division)
1. 넓다리두갈래근(대퇴이두근, Biceps Femoris)

온종아리신경(총비골신경, Common Peroneal Nerve)
정강신경(경골신경, Tibial Nerve)

후면(Posterior)

대퇴신경(넓다리신경)
Femoral Nerve

- 대퇴신경은 허벅지 전면부의 대표적인 신경이며 제2~4번 요 신경에서 장요근과 서혜인대를 통과하여 허벅지 앞쪽으로 여러분지로 나누어 허벅지의 앞쪽과 내측, 발 부위를 지배한다
- 대퇴신경의 압박은 무릎의 신전과 고관절의 굴곡 동작이 약해지고 대퇴부에서 무릎까지 전외측부의 타는 듯한 작열감(Burning Sensation)과 같은 감각이상이 생기는 신경학적 장애를 말한다.

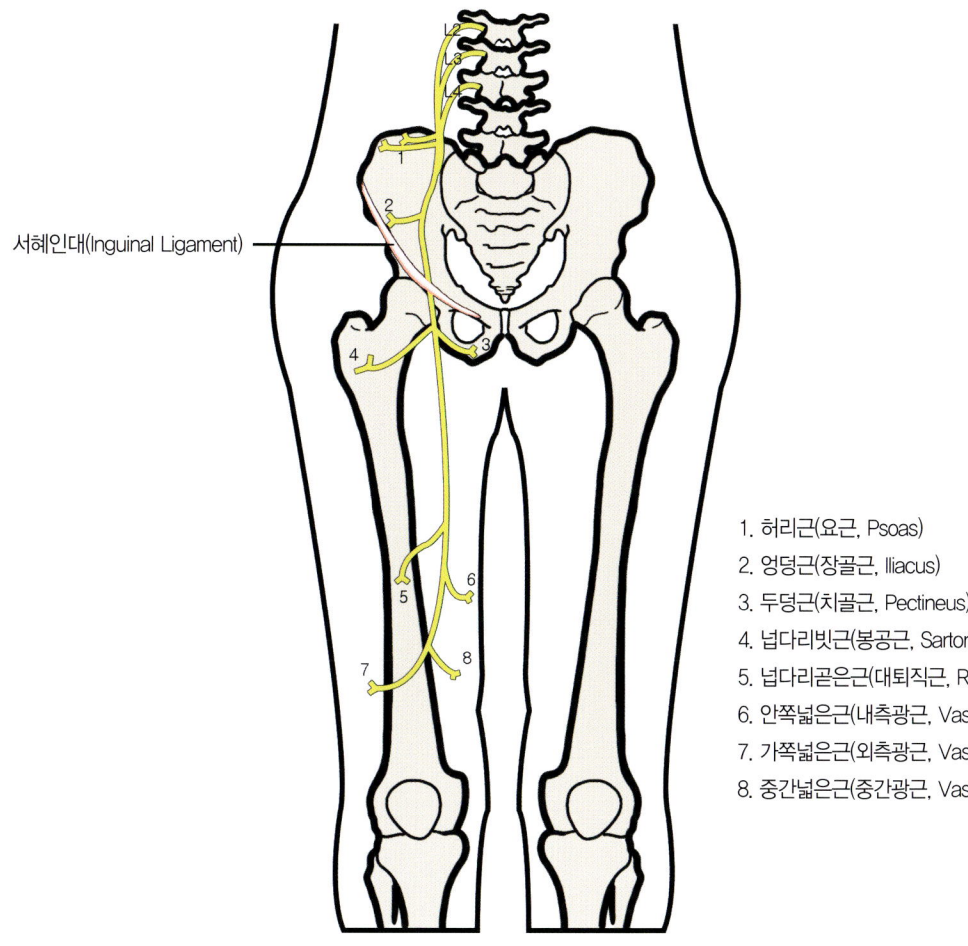

서혜인대(Inguinal Ligament)

1. 허리근(요근, Psoas)
2. 엉덩근(장골근, Iliacus)
3. 두덩근(치골근, Pectineus)
4. 넙다리빗근(봉공근, Sartorius)
5. 넙다리곧은근(대퇴직근, Rectus Femoris)
6. 안쪽넓은근(내측광근, Vastus Medialis)
7. 가쪽넓은근(외측광근, Vastus Lateralis)
8. 중간넓은근(중간광근, Vastus Intermedius)

전면(Anterior)

경골신경(정강신경)
Tibial Nerve

- 경골신경은 총 비골 신경과 좌골신경에서 분지 되어 오금 가까이에서 종아리 쪽으로 내려가 내측 복사뼈에서 내측 족저 신경(Medial Plnatar Nerve), 외측 족저 신경(Lateral Plantar Nerve)으로 갈라지며 후면 외측 다리와 외측 발을 지배한다.
- 경골신경의 압박은 발목의 저측 굴곡과 내번 및 발가락의 굽힘 동작이 약해지고 종아리의 아래 가 쪽과 발의 후면 가 쪽 피부에 저림 증상과 같은 감각이상이 생기는 신경학적 장애를 말한다.

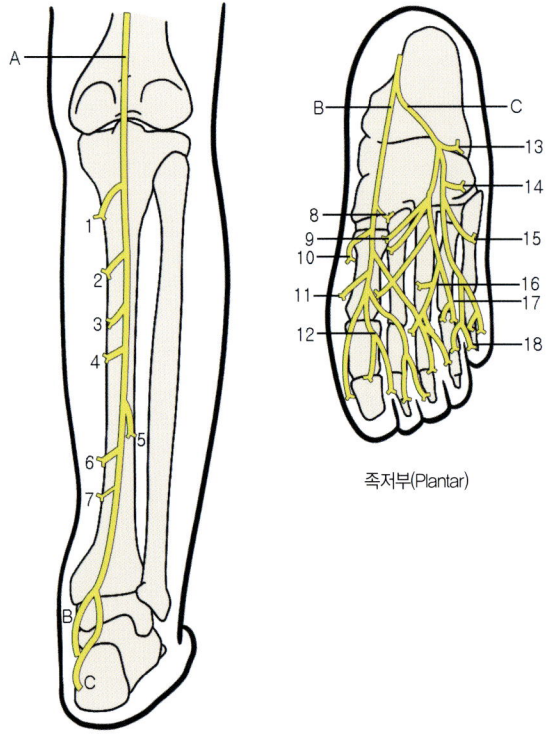

후면(Posterior)   족저부(Plantar)

A. 정강신경(경골신경, Tibial Nerve)
1. 장딴지빗근(족척근, Plantaris)
2. 오금근(슬와근, Popliteus)
3. 장딴지근(비복근, Gastrocnemius)
4. 가자미근(넙치근, Soleus)
5. 긴발가락굽힘근(장지굴근, Flexor Digitorum Longus)
6. 긴엄지굽힘근(장모지굴근, Flexor Hallucis Longus)
7. 뒤정강근(후경골근, Tibialis Posterior)

B. 안쪽발바닥신경(내측 족저신경, Medial Plantar Nerve)
8. 짧은발가락굽힘근(단지굴근, Flexor Digitorum Brevis)
9. 엄지벌림근(모지외전근, Abductor Hallucis)
10. 짧은엄지굽힘근(단모지굴근, Flexor Hallucis Brevis)
11. 첫째벌레근(제1충양근, 1st Lumbricals)

C. 가쪽발바닥신경(외측족저신경, Lateral Plantar Nerve)
12. 엄지모음근(무지내전근, Adductor Hallucis)
13. 발바닥네모근(족저방형근, Quadratus Plantae)
14. 새끼벌림근(소지외전근, Abductor Digiti Minimi)
15. 새끼굽힘근(소지굴근, Flexor Digiti Minimi)
16. 발바닥뼈사이근(척측골간근, Plantar Interosseous)
17. 등쪽뼈사이근(배측골간근, Dorsal Interosseous)
18. 벌레근(충양근, Lumbricals)

총비골신경(온종아리신경)
Commmon Peroneal Nerves

- 총비골 신경은 지각성의 천비골 신경(얕은 종아리 신경, Superficial Peroneal Nerve)과 주로 운동성의 심비골 신경(깊은 종아리 신경, Deep Peroneal Nerve)으로 나누어지며 천비골 신경은 내측 발등과 중간 발등의 피부 신경과 발목 발등 신경으로 되어 해당 피부에 분포하고 심비골 신경은 주로 하퇴의 신전 근육과 발목 발등의 모든 근육을 지배한다.
- 총비골 신경의 압박은 종아리의 가 쪽과 앞쪽의 근육에 분포하여 발목과 발가락 동작이 약해지고 발등의 피부에 저림 증상 같은 감각이상이 생기는 신경학적 장애를 말한다.

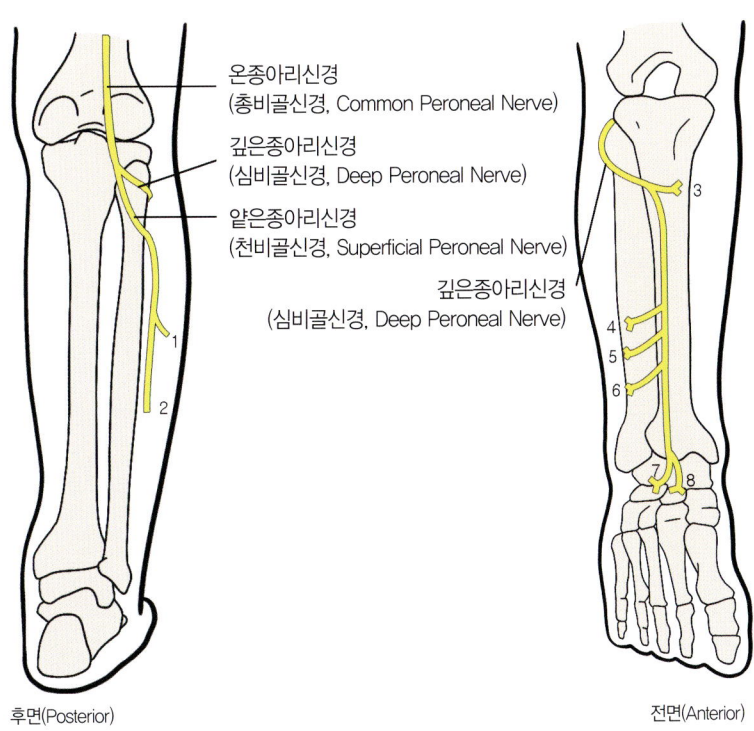

얕은종아리신경(천비골신경, Superficial Peroneal Nerve)
1. 긴종아리근(장비골근, Peroneus Longus)
2. 짧은종아리근(단비골근, Peroneus Brevis)

깊은종아리신경(심비골신경, Deep Peroneal Nerve)
3. 앞정강근(전경골근, Tibialis Anterior)
4. 긴발가락폄근(장지신근, Extensor Digitorum Longus)
5. 긴엄지폄근(장모지신근, Extensor Hallucis Longus)
6. 셋째종아리근(제3비골근, Peroneus Tertius)
7. 짧은엄지폄근(단모지신근, Extensor Hallucis Brevis)
8. 짧은발가락폄근(단지신근, Extensor Digitorum Brevis)

메디필라 매트 운동편

Chapter 5

해부학이론4
신체의 면과 움직임

- 신체의 면 Planes of Motion ································46
- 위치 & 방향 Position & Direction ····················47
- 움직임 Movement ··48
- 관절 운동 Joint Movement ································49
- 방향 용어 Direction Terms ································50
- 움직임 용어 Movement Terms ··························51
- 움직임 근육 I Muscular Movement ····················52
- 움직임 근육 II ··53
- 움직임 근육 III ···54
- 움직임 근육 IV ···55
- 움직임 근육 V ··56
- 움직임 근육 VI ···57

신체의 면
Planes of Motion

- 신체의 면이란 신체를 해부학적으로 설명하거나 해부학적인 면(Anatomical Plane)처럼 나타내기 위한 기준이다.
- 해부학(Anatomy)이나 골 운동학(두 개의 뼈 사이에서 일어나는 움직임)과 같은 운동 형상학(Osteokinematics)에서 기본적으로 알아야 하는 부분이 해부학적 자세(Anatomic Position)이다.

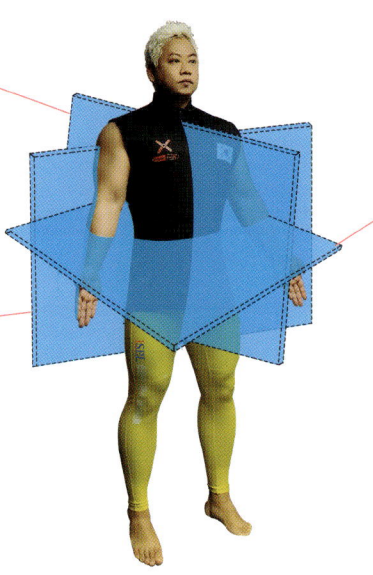

1. 시상면, 정중면
- 목, 체간(허리), 슬관절, 견관절, 고관절 : 굴곡, 신전
- 골반 : 전방경사, 후방경사
- 발목 : 족저굴곡, 족배굴곡

2. 관상면, 이마면
- 견관절, 고관절, 손바닥 : 외전, 내전
- 손목관절 : 요측편위, 척측편위
- 골반 : 좌우측 올림, 내림
- 발목 : 외번, 내번

3. 수평면, 횡단면
- 체간(척추) : 좌우 회전
- 견관절(팔꿈치를 편 상태) : 외회전, 내회전
- 견관절 : 수평외전, 수평내전

---

① 시상면 Sagittal Plane
  정중면 Median Plane

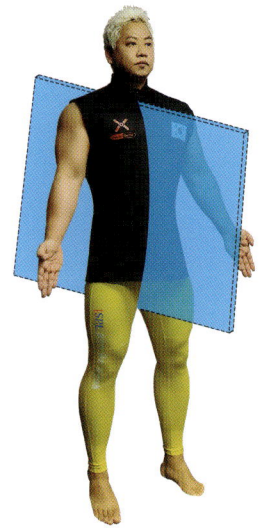

인체를 좌우로 나눈 가상의 면

② 관상면 Coronal Plane
  이마면 Frontal Plane

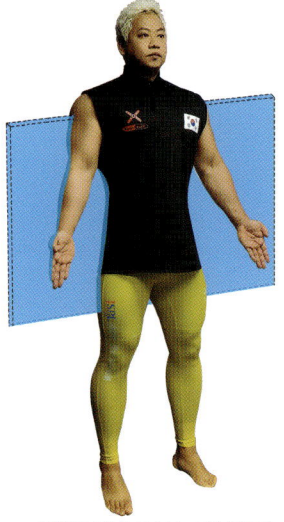

인체를 전후로 나눈 가상의 면

③ 수평면 Horizontal Plane
  횡단면 Transverse Plane

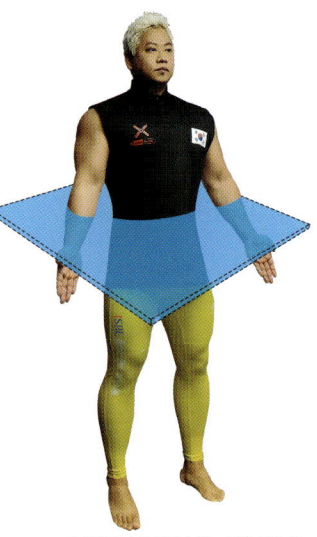

인체를 상하로 나눈 가상의 면

위치 & 방향
Position & Direction

- 해부학적 자세(Anatomical Position)는 바르게 서서 시선과 얼굴은 전면을 바라보고 발끝을 전면으로 한 자세에서 팔은 몸통 양옆으로 내리고 손바닥은 전면을 향한다.
- 이때 손바닥이 전면을 향해야 하는 이유는 아래팔에서는 요골(노뼈, Radius)이 가 쪽을 향하고 척골(자뼈, Ulna)이 안쪽에 오게 되어 교차되지 않기 때문이다.

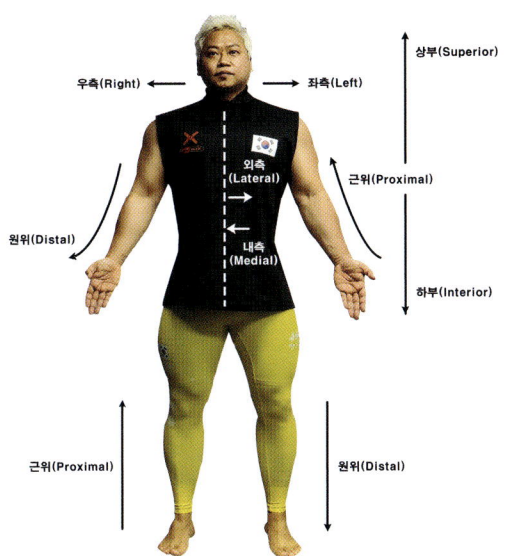

- **상부(위쪽) Superior / 하부(아래쪽) Inferior**
  신체의 위쪽을 상부, 아래쪽을 하부라하며
  머리 쪽이 위쪽, 발쪽이 아래쪽이라 한다.

- **전면(전방)–복부 Anterior / 후면(후방)–배부 Poterior**
  신체의 앞쪽을 전면, 뒤쪽을 후면이라하며
  복부쪽을 전방, 배부쪽을 후방이라 한다.

- **중앙(내측)–안쪽 Medial / 측면(외측)–바깥쪽 Lateral**
  신체의 중앙선쪽이 중앙, 바깥쪽이 측면이라하며
  중앙에 위취하면 내측, 중앙에서 멀어지면 외측이라 한다.

- **근위 Proximal / 원위 Distal**
  신체 몸통에 가까운 부위를 근위, 먼쪽을 원위라하며
  부착점과 가까우면 근위, 부착점과 먼쪽을 원위라 한다.

- **표층 Superficial / 심층 Deep**
  신체의 표면을 표층, 표면보다 깊은 부위를 심층이라하며
  몸의 다른 조직보다 가까운 부위를 표면, 다른 조직에 비해
  더 깊은 부위를 심층이라 한다.

- **배측(손,발의 등쪽) Dorsal / 장측(손,발의 바닥쪽) Volar**
  손과 발의 등쪽 부위를 배측, 손과 발의 바닥쪽을 장측이라 하며
  손등과 발등을 배측, 손바닥과 발바닥을 장측이라 한다.

메디컬 테이프와 필라테스의 만남

움직임
Movement

● 시상면, 정중면 [굴곡, 신전]

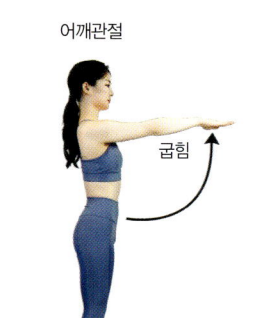
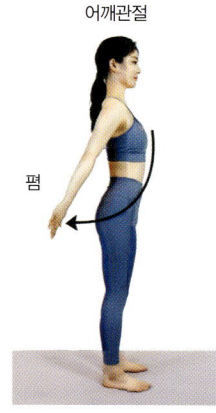
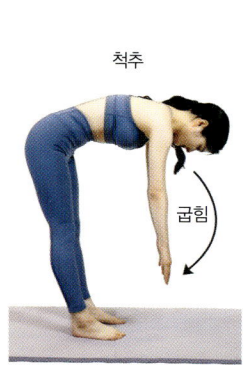
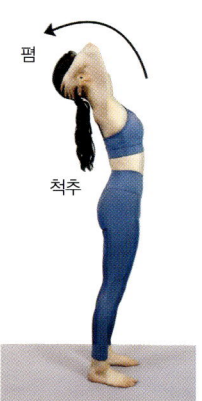

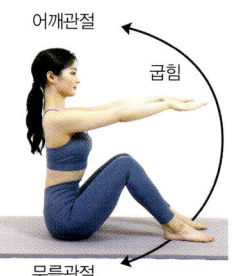
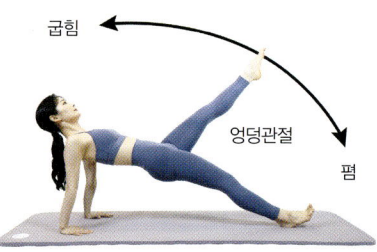
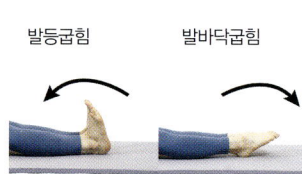

● 관상면, 이마면 [내전, 외전, 측면굴곡]

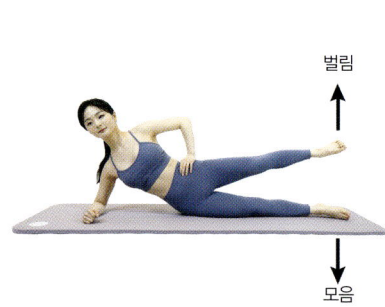
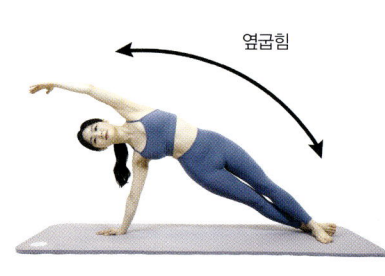
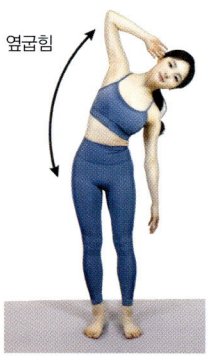

● 수평면, 횡단면 [몸통회전]

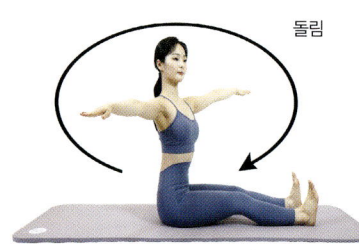
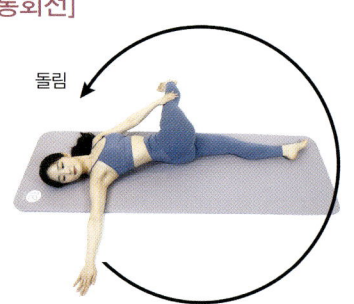

관절운동
Joint Movement

● 굴곡 Flexion

● 신전 Extension

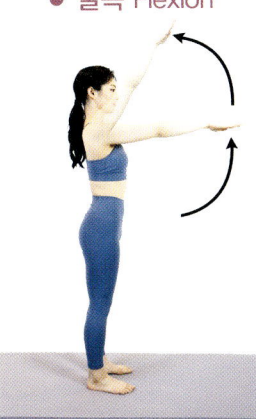
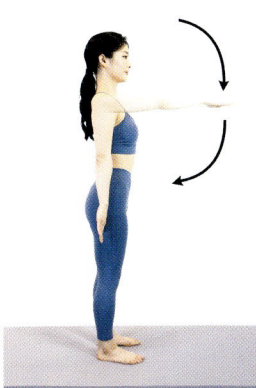

● 과신전 Hyperextension

● 외전 Abduction

● 내전 Adduction

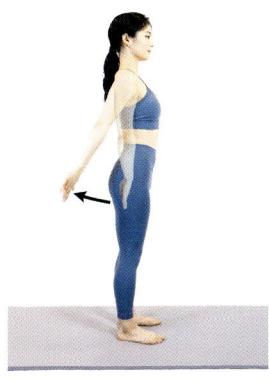
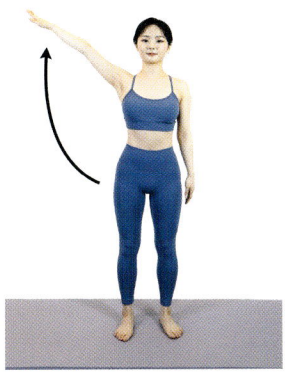
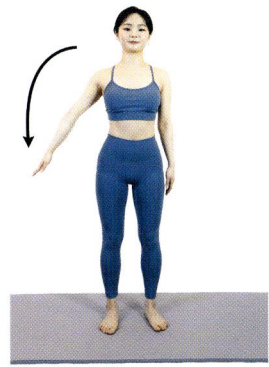

● 외회전 Lateral Rotation

● 내회전 Medial Rotation

● 수평외전 Horizontal Abduction

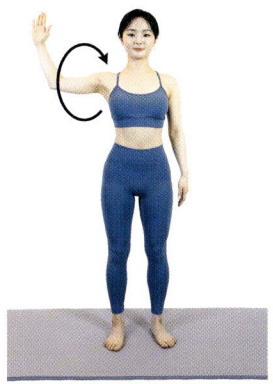
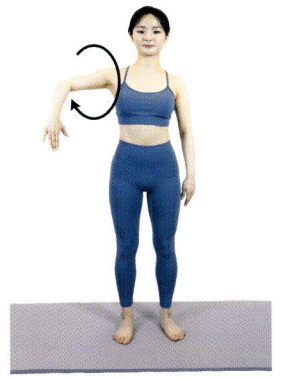
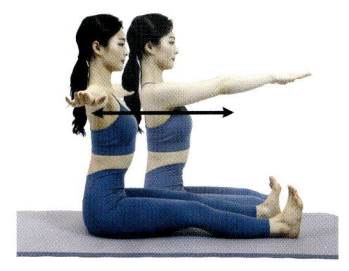

방향 용어
Direction Terms

용어	방향	설명
Anterior	전면	신체의 앞쪽
Posterior	후면	신체의 뒤쪽
Superior	상부	신체의 위쪽
Inferior	하부	신체의 아래쪽
Lateral	외측	신체의 시상면 또는 중간선과 멀어지는 쪽
Medial	내측	신체의 시상면 또는 중간선과 가까워지는 쪽
Proximal	근위	체간(기시점)이나 심장에서 가까워지는 쪽
Distal	원위	체간(기시점)이나 심장에서 멀어지는 쪽
Superficial	표층	신체의 표면에 가까운 쪽
Deep	심층	신체의 표면에서 멀어지는 쪽
Dorsal	배부	신체의 뒤쪽(후부)
Ventral	복부	신체의 앞쪽(전부)
Supine Position	앙와위	신체의 후면을 바닥에 누운자세
Prone Position	복와위	신체의 앞면을 앞으로 엎드린 자세
Lateral Position	측와위	신체의 옆면을 바닥에 누운자세
Cephalic	두개부	신체의 위쪽에서 보는 또는 머리쪽
Caudal	미골부	신체의 아래쪽에서 보는 또는 꼬리쪽
Ipsilateral	동측	신체의 같은쪽
Contralateral	반대측	신체의 반대쪽

움직임 용어
Movement Terms

용어	자세	설명
Flexion	굴곡	굽힘
Extension	신전	폄
Adduction	내전	모음
Abduction	외전	벌림
Internal Rotation / Medial Rotation	내회전	안쪽 회전
External Rotation / Lateral Rotation	외회전	바깥쪽 회전
Inversion	내번	발목 안쪽 들림
Eversion	외번	발목 가쪽 들림
Pronation	회내	손,발의 엎침 또는 복와위 상태
Supination	회외	손, 발의 뒤침 또는 앙와위 상태
Elevation	거상	올림
Depression	하강	내림
Protraction	전인	내밈
Retraction	후인	당김
Plantar Flexion	족저굴	발바닥 굽힘 또는 저측굴곡
Dorsi Flexion	족배굴	발등 굽힘 또는 배측굴곡
Rotation	회전	돌림
Circumduction	회선	휘돌림 또는 원회전
Opposition	대립	맞섬
Hyperextension	과신전	과다폄 또는 과도한 신전
Lateral Flexion	외측굴곡	측면굽힘

메디컬 테이프와 필라테스의 만남

움직임 근육 I
Muscular Movement I

부위	자세	근육 (Muscle)
목 (Neck)	굴곡 (Flexion)	흉쇄유돌근 (Sternocleidomastoid)
		설골근 (Hyoid)
	신전 (Extension)	두판상근 (Splenius)
		경판상근 (Splenius)
	외측굴곡 (Side Flexion)	흉쇄유돌근 (Sternocleidomastoid)
		중사각근 (Middle Scalene)
		두판상근 (Splenius)
	동측 회전 (Ipsilateral Rotation)	견갑거근 (Levator Scapulae)
		두판상근 (Splenius)
	반대측 회전 (Contralateral Rotation)	흉쇄유돌근 (Sternocleidomastoid)
		상부승모근 (Upper Trapezius)

부위	자세	근육 (Muscle)
견갑골 (Scapula)	거상 (Elevation)	견갑거근 (Levator Scapulae)
		상부 승모근 (Upper Trapezius)
		능형근 (Rhomboid)
	하강 (Depression)	하부 승모근 (Lower Trapezius)
		소흉근 (Pectoralis Minor)
	전인 / 외전 (Protraction)	전거근 (Serratus Anterior)
		소흉근 (Pectoralis Minor)
	후인 / 내전 (Retraction)	중부 승모근 (Middle Trapezius)
		능형근 (Rhomboid)
	상방회전 (Upward Rotation)	승모근 (Trapezius)
		전거근 (Serratus Anterior)
	하방회전 (Downward Rotation)	견갑거근 (Levator Scapulae)
		능형근 (Rhomboid)
		소흉근 (Pectoralis Minor)

움직임 근육 Ⅱ
Muscular Movement Ⅱ

부위	자세	근육 (Muscle)
상완골 (Humerus)	굴곡 (Flexion)	전면 삼각근 (Anterior Deltoid)
		오훼완근 (Musculus Coracobrachialis)
		대흉근 쇄골부 (Pectoralis Major Clavicle)
		상완이두근 단두 (Biceps Brachii Short Head)
	신전 (Extension)	대흉근 (Pectoralis Major)
		후면 삼각근 (Posterior Deltoid)
		대원근 (Teres Major)
		소원근 (Teres minor)
		극하근 (Infraspinatus)
		광배근 (Latissimus Dorsi)
		상완삼두근 장두 (Triceps brachii Longhead)
	내전 (Adduction)	대흉근 (Pectoralis Major)
		광배근 (Latissimus Dorsi)
		대원근 (Teres Major)
		오훼완근 (Musculus Coracobrachialis)
	외전 (Abduction)	측면 삼각근 (Lateral Deltoid)
		극상근 (Supraspinatus)
	내회전 (Internal Rotation) (Medial Rotation)	대흉근 (Pectoralis Major)
		견갑하근 (Subscapularis)
		전면 삼각근 (Anterior Deltoid)
		광배근 (Latissimus Dorsi)
		대원근 (Teres Major)
	외회전 (External Rotation) (Lateral Rotation)	후면 삼각근 (Posterior Deltoid)
		극하근 (Infraspinatus)
		소원근 (Teres Minor)
	수평내전 (Horizontal Adduction)	대흉근 (Pectoralis Major)
		전면 삼각근 (Anterior Deltoid)
	수평외전 (Horizontal Abduction)	후면 삼각근 (Posterior Deltoid)

움직임 근육 III
Muscular Movement III

부위	자세	근육 (Muscle)
팔꿈치 (Elbow)	굴곡 (Flexion)	상완근 (Brachialis)
		상완이두근 (Biceps Brachii)
	전완중립 굴곡 (Forearm Neutral Position Flexion)	상완요골근 (Brachioradialis)
	신전 (Extension)	상완삼두근 (Triceps Brachii)
		주근 (Anconeus)

부위	자세	근육 (Muscle)
무릎 (Knee)	굴곡 (Flexion)	대퇴이두근 (Hamstring)
		반건양근 (Semitendinosus)
		반막양근 (Semimembranosus)
		봉공근 (Sartorius)
		박근 (Gracilis)
		비복근 (Gastrocnemius)
		족척근 (Plantaris)
	신전 (Extension)	외측광근 (Vastus Lateralis)
		중간광근 (Vastus Intermedius)
		내측광근 (Vastus Medialis)
		대퇴직근 (Rectus Femoris)
		대퇴근막장근 (Tensor Fasciae Latae)

움직임 근육 Ⅳ
Muscular Movement Ⅳ

부위	자세	근육 (Muscle)
손목 (Wrist)	굴곡 (Flexion)	요측 수근굴근 (Flexor Carpi Radialis)
		척측 수근굴근 (Flexor Carpi Ulnaris)
	신전 (Extension)	장요측 수근신근 (Extensor Carpi Radialis Longus)
		단요측 수근신근 (Extensor Carpi Radialis Brevis)
		척측 수근신근 (Extensor Carpi Ulnaris)
	요측편위 (Radial Flexion)	장요측 수근신근 (Extensor Carpi Radialis Longus)
		단요측 수근신근 (Extensor Carpi Radialis Brevis)
	척측편위 (Ulnar Flexion)	척측 수근굴근 (Flexor Carpi Ulnaris)

부위	자세	근육 (Muscle)
발목 (Ankle)	배측굴곡 (Dorsal Flexion)	전경골근 (Tibialis Anterior)
	저측굴곡 (Plantar Flexion)	비복근 (Gastrocnemius)
		가자미근 (Soleus)
	내번 (Inversion)	전경골근 (Tibialis Anterior)
		후경골근 (Tibialis Posterior)
	외번 (Eversion)	비골근 (Fibularis)

움직임 근육 V
Muscular Movement V

부위	자세	근육 (Muscle)
체간 (Trunk)	굴곡 (Flexion)	복직근 (Rectus Abdominis)
		외복사근 (External Oblique)
		내복사근 (Internal Oblique)
	신전 (Extension)	척추기립근 (Erector Spinae)
	외측굴곡 (Side Flexion)	외복사근 (External Oblique) -반대측 한쪽작용 contralateral one side action
		내복사근 (Internal Oblique) -동측 한쪽작용 Ipsilateral one side action
		요방형근 (Quadratus Lumborum)
	회전 (Rotation)	척추기립근 (Erector Spinae)
		외복사근 (External Oblique) -반대측 한쪽작용 contralateral one side action
		내복사근 (Internal Oblique) -동측 한쪽작용 Ipsilateral one side action
	복압상승 (Increased Intra-Abdominal Pressure)	복직근 (Rectus Abdominis)
		외복사근 (External Oblique) -양쪽작용 both action
		내복사근 (Internal Oblique) -양쪽작용 both action
		복횡근 (Transverse Abdominis)

움직임 근육 Ⅵ
Muscular Movement VI

부위	자세	근육(Muscle)
고관절 (Hip Joint)	굴곡 (Flexion)	장요근 (Iliopsoas)
		치골근 (Pectineus)
		대퇴직근 (Rectus Femoris)
		대퇴근막장근 (Tensor Fasciae Latae)
		장내전근 (Adductor Longus)
		대내전근_전면부 (Adductor Magnus Anterior)
		봉공근 (Sartorious)
	신전 (Extension)	대둔근 (Gluteus Maximus)
		대퇴이두근 장두 (Biceps Femoris Longhead)
		반건양근 (Semitendinosus)
		반막양근 (Semimembranosus)
		대내전근_후면부 (Adductor Magnus Posterior)
	외전 (Abduction)	이상근 (Piriformis)
		중둔근 (Gluteus Medius)
		소둔근 (Gluteus Minimus)
		장요근 (Iliopsoas)
		대퇴근막장근 (Tensor Fasciae Latae)
		봉공근 (Sartorious)
	내전 (Adduction)	치골근 (Pectineus)
		장내전근 (Adductor Longus)
		단내전근 (Adductor Brevis)
		대내전근 (Adductor Magnus)
		박근 (Gracilis)
	외회전 (External Rotation) (Lateral Rotation)	이상근 (Piriformis)
		상쌍지근 (Superior Gemellus)
		하쌍지근 (Inferior Gemellus)
		내폐쇄근 (Obturator Internus)
		외폐쇄근 (Obturator Externus)
		대퇴방형근 (Quadratus Femoris)
	내회전 (Internal Rotation) (Medial Rotation)	중둔근 (Gluteus Medius)
		소둔근 (Gluteus Minimus)
		대퇴근막장근 (Tensor Fasciae Latae)
		치골근 (Pectineus)
		장내전근 (Adductor Longus)
		단내전근 (Adductor Brevis)
		대내전근 (Adductor Magnus)

메디필라 매트 운동편

Chapter 6

해부학이론5
자세 체형

- 자세 평가 Posture Assessment ··· 60
- 이상적 자세 I Ideal Posture ··· 61
- 이상적 자세 II Ideal Posture ·· 62
- 불균형 자세 I Imbalance Posture ····································· 63
- 불균형 자세 II Imbalance Posture ···································· 64
- 골반 중립자세 Pelvis Neutral Position ····························· 65
- 골반경사 Oblique Pelvis ··· 66

자세평가
Posture Assessment

- 올바른 자세와 분석은 효율적인 움직임을 만들기 위해서 중요한 부분이며 자세를 분석하기 위해서는 뼈의 정렬 상태에서 시작된다.

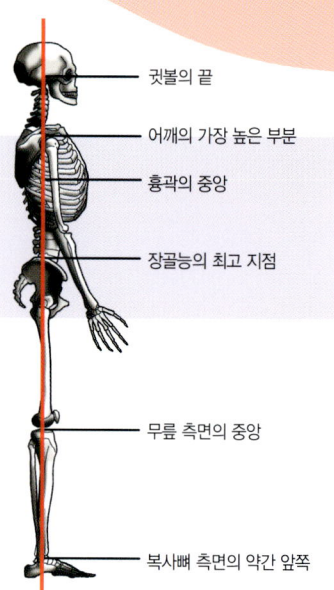

- 귓볼의 끝
- 어깨의 가장 높은 부분
- 흉곽의 중앙
- 장골능의 최고 지점
- 무릎 측면의 중앙
- 복사뼈 측면의 약간 앞쪽

전면(수직정렬)

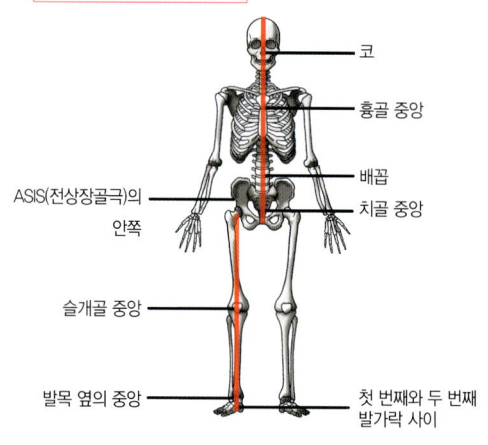

- 코
- 흉골 중앙
- 배꼽
- ASIS(전상장골극)의 안쪽
- 치골 중앙
- 슬개골 중앙
- 발목 옆의 중앙
- 첫 번째와 두 번째 발가락 사이

전면(수평정렬)

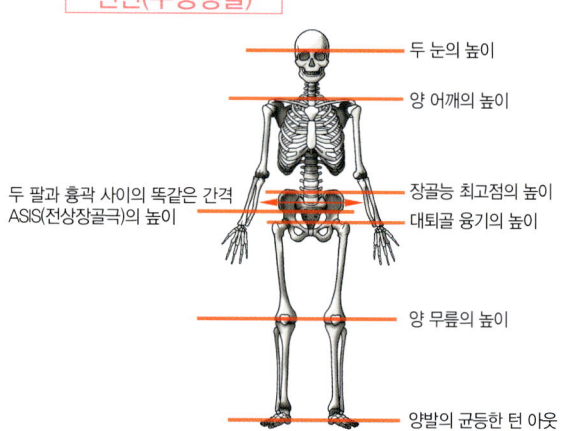

- 두 눈의 높이
- 양 어깨의 높이
- 두 팔과 흉곽 사이의 똑같은 간격
- ASIS(전상장골극)의 높이
- 장골능 최고점의 높이
- 대퇴골 융기의 높이
- 양 무릎의 높이
- 양발의 균등한 턴 아웃

후면(수직정렬)

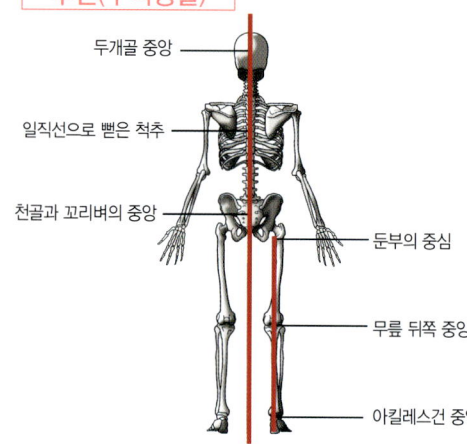

- 두개골 중앙
- 일직선으로 뻗은 척추
- 천골과 꼬리뼈의 중앙
- 둔부의 중심
- 무릎 뒤쪽 중앙
- 아킬레스건 중앙

후면(수평정렬)

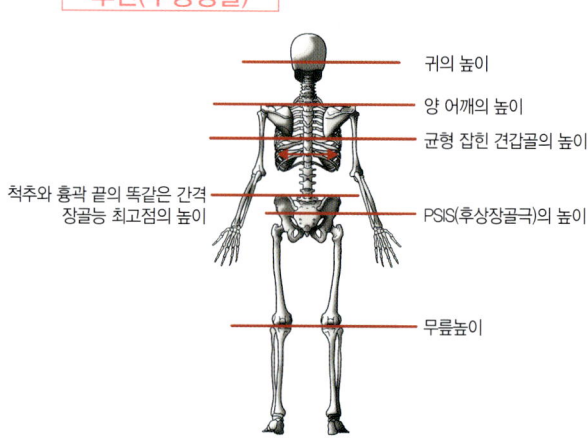

- 귀의 높이
- 양 어깨의 높이
- 균형 잡힌 견갑골의 높이
- 척추와 흉곽 끝의 똑같은 간격
- 장골능 최고점의 높이
- PSIS(후상장골극)의 높이
- 무릎높이

이상적 자세 I
Ideal Posture I

이상적 측면 자세 Ideal Posture Side View

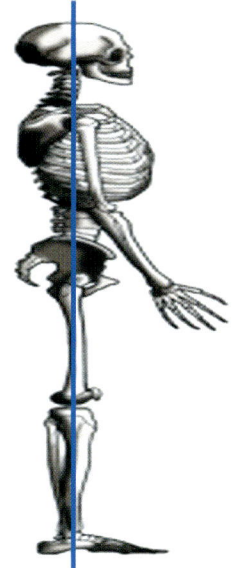

- 관상 봉합(Coronal Suture) 측의 약간 후방을 통과
- 귓구멍(외이도, External Auditory Meatus)을 통과
- 치상 돌기(Odontoid Process) 축을 통과
- 견봉 돌기(Acromial Process)를 통과
- 요추(L3)의 추체를 통과
- 천골(S2) 돌출부를 통과
- 고관절 중앙에서 약간 후방을 통과
- 슬관절 중앙에서 약간 전방을 통과
- 외측상과 중앙에서 약간 전방을 통과

이상적 측면 정렬 Ideal Side Alignment

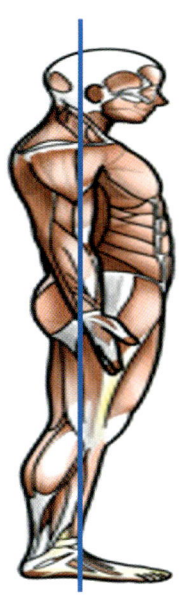

- 머리 : 중립
- 경추 : 정상 만곡(전만)-약간의 전방 위치
- 견갑골 : 중립 (상부 등은 편형함)
- 흉추 : 정상 만곡(후만)-약간의 후방 위치
- 요추 : 정상 만곡(전만)-약간의 전방 위치
- 골반 : ASIS(전상장골극)와 치골결합 동일선상 위치
- 고관절 : 중립
- 슬관절 : 중립
- 족관절 : 중립 - 발바닥과 수직

이상적 자세 Ⅱ
Ideal Posture Ⅱ

이상적 전면 자세 Ideal Posture Anterior View

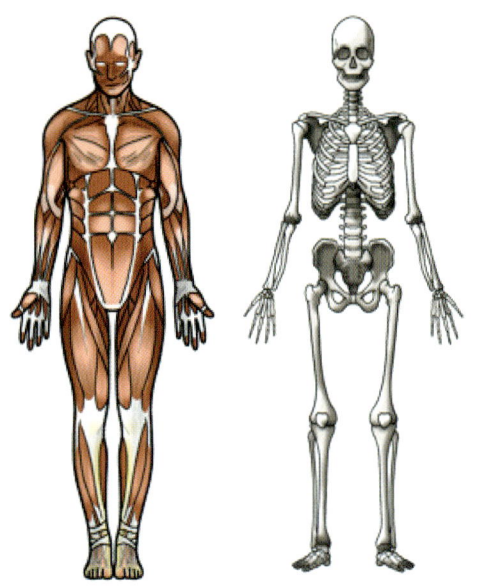

- 머리 : 중립, 전방 혹은 후방으로 기울어지지 않음
- 경추 : 정상 만곡, 약간 후방으로 볼록하게 위치
- 견갑골 : 상부 흉추와 가까이 평평하게 위치
- 흉추 : 정상 만곡, 약간 후방으로 볼록하게 위치
- 요추 : 정상 만곡, 약간 전방으로 볼록하게 위치
- 골반 : 중립, 전상 장골극과 치골결합이 수직 선상에 위치
- 고관절 : 중립, 신전과 굴곡이 없는 위치
- 슬관절 : 중립, 과신전 및 굽힘이 없는 위치
- 족관절 : 중립, 다리는 수직으로 발바닥은 직각으로 위치

이상적 후면 자세 Ideal Posture Posterior View

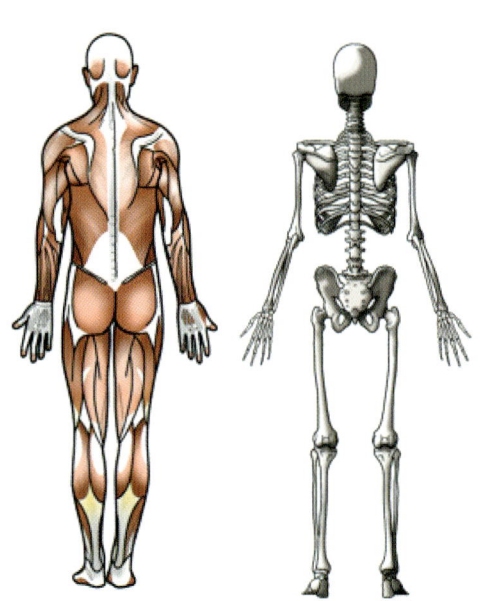

- 머리 : 반듯하게 세운 자세
- 경추 : 수직선
- 어깨 : 수평선
- 견갑골 : 내측연이 수직선에서 5~6.5cm 떨어짐
- 골반 : 수평 후상장골극(PSIS) 횡단면에 위치
- 다리 : 일직선
- 발 : 수직선(아킬레스건)

불균형 자세 I
Imbalance Posture I

전만 자세 Lordosis Posture

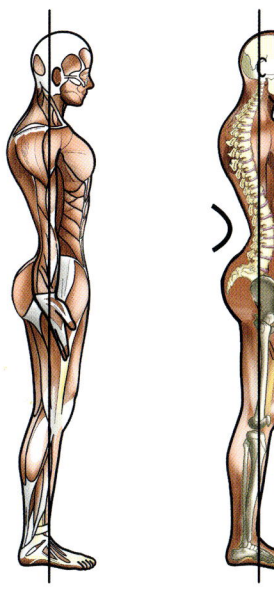

- 머리 : 중립
- 경추 : 정상 만곡(전만), 약간 전방으로 볼록하게 위치
- 흉추 : 정상 만곡(후만), 약간 후방으로 볼록하게 위치
- 요추 : 전만 증가(과신전)
- 골반 : 전방 경사
- 고관절 : 굴곡
- 슬관절 : 약간 과신전
- 족관절 : 약간 족저굴곡

후만전만 자세 Kypholordotic Posture

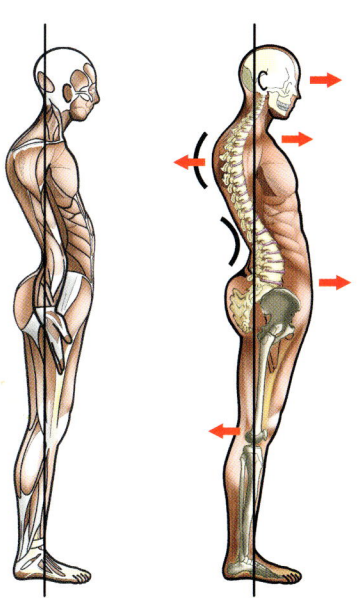

- 머리 : 전방 변위
- 경추 : 과신전
- 견갑골 : 전인
- 흉추 : 후만 증가(과굴곡)
- 요추 : 전만 증가(과신전)
- 골반 : 전방 경사
- 슬관절 : 약간 과신전
- 족관절 : 약간 족저굴곡

불균형 자세 II
Imbalance Posture II

굽은등 자세 Swayback Posture

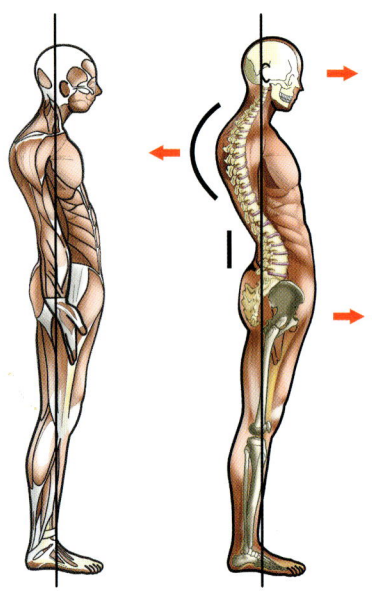

- 머리 : 전방 변위
- 경추 : 약간 신전
- 흉추 : 후방 변위(체간 상부)
- 요추 : 편평 변위
- 골반 : 중립 또는 후방 경사
- 고관절 : 전방 변위, 과신전
- 슬관절 : 과신전
- 족관절 : 중립

편평 등 자세 Flatback Posture

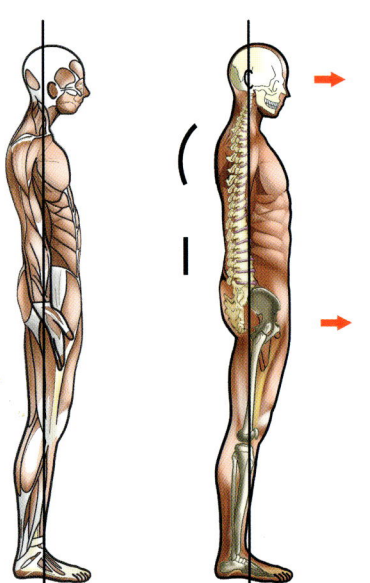

- 머리 : 전방 변위
- 경추 : 약간 신전
- 흉추 : 상부(후만 증가-굴곡)
  하부(후만 감소-신전)
- 요추 : 전만 감소(굴곡)
- 골반 : 중립 또는 후방 경사
- 슬관절 : 과신전
- 족관절 : 약간 족저 굴곡

골반 중립자세
Pelvis Neutral Position

- 복식 호흡 : 복식호흡(횡격막 호흡)은 요추과 골반의 안정성에 취약하고 초보자는 다른 호흡법을 시행하는 것을 추천하며 이완을 목적으로 하기 위해서 깊은 호흡으로 시행한다.
- 늑골 호흡 : 필라테스에서 주 호흡이며 요추과 골반의 안정성에 유리하고 초보자들에게 추천하며 동작 수행 시 호흡을 시행한다.
- 스타카토 호흡 : 동작을 빠르게 전환할 때 사용하며 호흡을 짧게 끊어서 시행한다.
- 편측 폐호흡 : 측면 자세로 호흡을 하기 때문에 다른 자세보다 척추측만증과 편측으로 폐를 확장시키면서 시행한다.

- **뉴트럴 포지션(Neutral Position)**
  누웠을 때 자연스러운 S자 커브로 위치하며 골반 앞쪽에 툭 튀어나와서 만져지는 골반뼈인 ASIS(전상장골극)와 치골 부분이 수평을 이루는 중립적인 자세

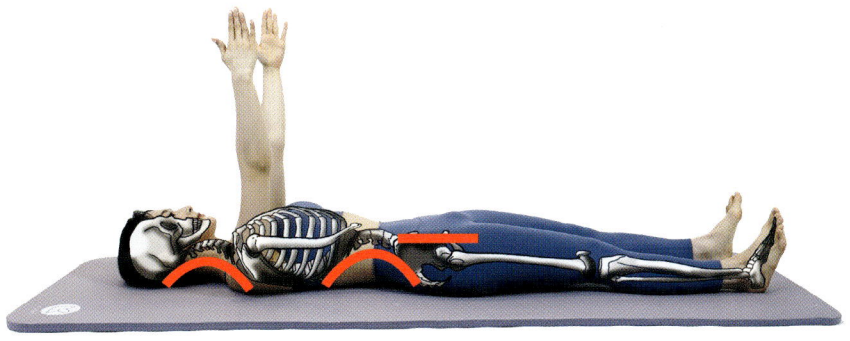

- **임프린트 포지션(Imprint Position)**
  누웠을 때 허리 척추인 요추를 바닥에 지긋이 눌러주어 허리 공간을 없게 만들어 주어 복부층에 자연스럽게 힘이 들어가게 하는 자세

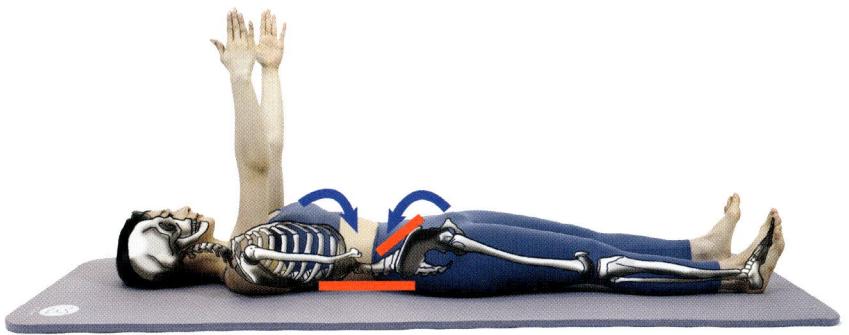

골반경사
Oblique Pelvis

- 골반 중립 : 골반 앞쪽의 전상 장골극(ASIS)과 치골이 수직, 전상 장골극(ASIS)과 후상 장골극(PSIS)이 수평 상태이다.
- 골반 전방 경사 : 골반이 앞쪽으로 기울어짐. 대표적으로 장요근과 척추기립근이 긴장, 복근과 둔근이 약화된다.
- 골반 후방 경사 : 골반이 뒤쪽으로 기울어짐. 대표적으로 둔근과 복근이 긴장, 장요근과 척추기립근이 약화된다.
- 골반이 중립 위치에 있을 때 척추의 움직임이 가장 활성화, 코어 근육에 자극을 효율적으로 전달할 수 있다.

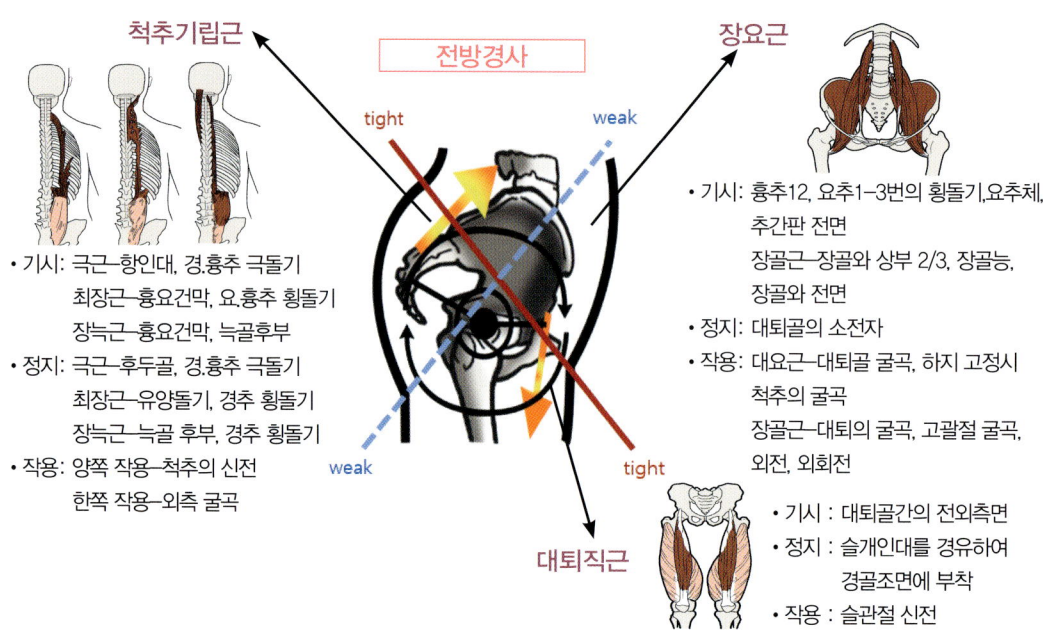

척추기립근
- 기시: 극근–항인대, 경흉추 극돌기
  최장근–흉요건막, 요흉추 횡돌기
  장늑근–흉요건막, 늑골후부
- 정지: 극근–후두골, 경흉추 극돌기
  최장근–유양돌기, 경추 횡돌기
  장늑근–늑골 후부, 경추 횡돌기
- 작용: 양쪽 작용–척추의 신전
  한쪽 작용–외측 굴곡

장요근
- 기시: 흉추12, 요추1–3번의 횡돌기, 요추체, 추간판 전면
  장골근–장골와 상부 2/3, 장골능, 장골와 전면
- 정지: 대퇴골의 소전자
- 작용: 대요근–대퇴골 굴곡, 하지 고정시 척추의 굴곡
  장골근–대퇴의 굴곡, 고관절 굴곡, 외전, 외회전

대퇴직근
- 기시 : 대퇴골간의 전외측면
- 정지 : 슬개인대를 경유하여 경골조면에 부착
- 작용 : 슬관절 신전

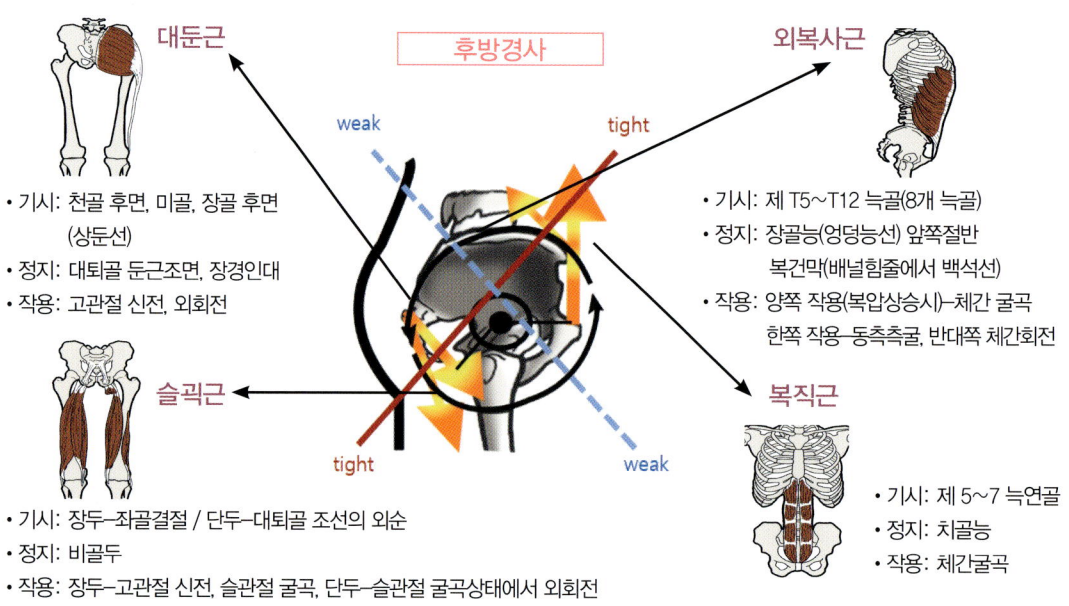

대둔근
- 기시: 천골 후면, 미골, 장골 후면 (상둔선)
- 정지: 대퇴골 둔근조면, 장경인대
- 작용: 고관절 신전, 외회전

외복사근
- 기시: 제 T5~T12 늑골(8개 늑골)
- 정지: 장골능(엉덩능선) 앞쪽절반
  복건막(배널힘줄에서 백석선)
- 작용: 양쪽 작용(복압상승시)–체간 굴곡
  한쪽 작용–동측측굴, 반대쪽 체간회전

슬곡근
- 기시: 장두–좌골결절 / 단두–대퇴골 조선의 외순
- 정지: 비골두
- 작용: 장두–고관절 신전, 슬관절 굴곡, 단두–슬관절 굴곡상태에서 외회전

복직근
- 기시: 제 5~7 늑연골
- 정지: 치골능
- 작용: 체간굴곡

Chapter 7

해부학이론6
코어근육

- 안정 코어 Local Core ·· 68
- 횡격막 Diaphragm ·· 69
- 골반기저근 Pelvic Floor ······································· 70
- 복횡근 Transverse Abdominis ································ 71
- 다열근 Multifidus
- 활동 코어 Global Core ·· 72
- 복직근 Rectus Abdominis ····································· 73
- 광배근 Latissimus Dorsi
- 복사근 Oblique Muscle ······································· 74
- 척추기립근 Erector Spinae ···································· 75
- 대둔근 Gluteus Maximus

안정 코어
Local Core

- 안정 코어 근육들은 척추의 가장 깊은 곳에서부터 자세 유지, 호흡, 움직임 역할을 해주고 척추분절 제어하면서 지속적으로 사용할 수 있는 속근육(Slow Twice Fiber 적근, 지근)이다.
- 신체의 움직이는 방향과 상관없이 글로벌 근육보다 먼저 수축하여 신체의 먼 쪽의 움직임이 일어나기 전부터 몸통의 복막을 감싸며 복압을 형성해 주기 때문에 몸통의 안정성 역할을 제공한다.
- 근육 : 골반기저근(바닥 역할), 복횡근(벽의 역할), 다열근(기둥 역할), 횡격막(천장 역할)
- 특징 : 자세 유지나 몸통의 안정화를 지속적으로 도와주기 위하여 지근섬유의 비율이 높다.

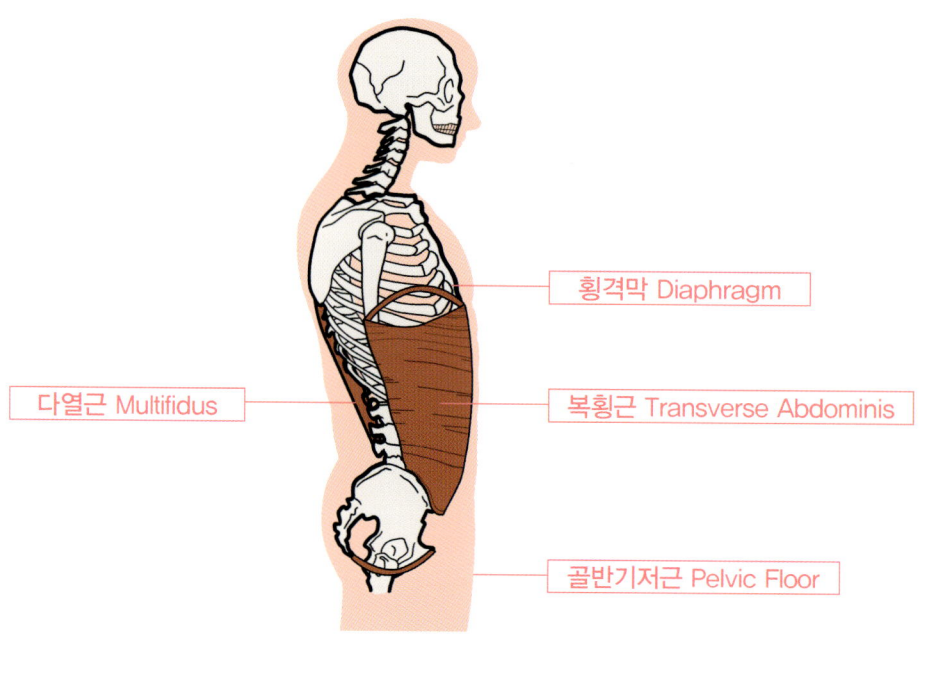

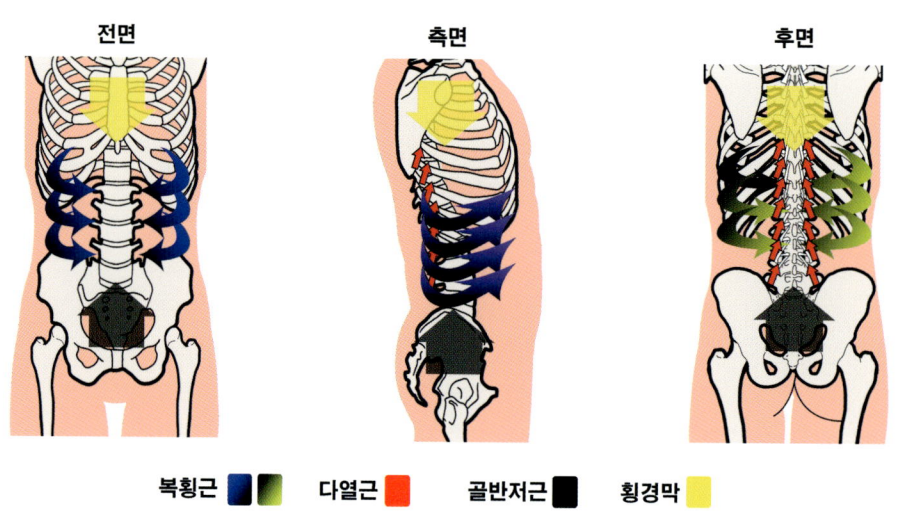

횡격막
Diaphragm

- 횡격막이 수축을 하면 흉곽 안에서 아래로 움직여, 복부의 장기를 아래로 밀어냄.
- 이것이 흉강의 부피를 증가시키고, 공기가 폐로 당겨지도록 함.
- 내쉬는 동안에는, 횡격막이 이완을 하고 폐의 탄력 반동과 내 늑간근이 가슴에서 공기를 밀어내는 데 도움.

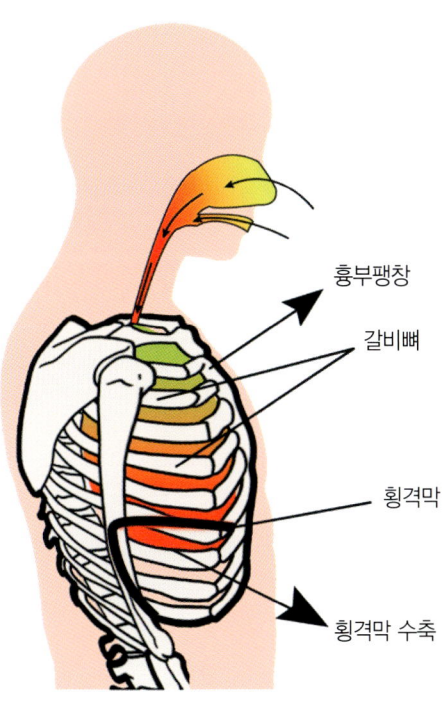

흡기 Inspiration

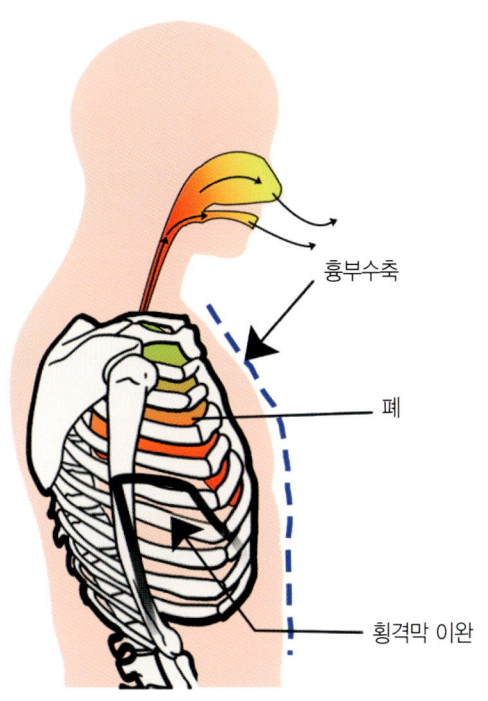

호기 Expiration

- **호흡을 들이마실 때 (들숨-흡기)**
  횡격막이 수축하여 갈비뼈와 흉골이 위쪽으로 올라가게 되어 공기가 폐 안으로 들어오게 된다.

- **호흡을 내쉴 때 (날숨-호기)**
  횡격막이 이완되어 갈비뼈와 흉골이 아래쪽으로 내려가게 되어 공기가 폐 바깥으로 나가게 된다.

골반기저근(골반저근)
Pelvic Floor

- 골반기저근(골반저근)은 골반뼈 하부를 형성하는 근육으로써 정상적인 역할에서는 치골(두덩뼈, Pubis)에서 천골(엉치뼈, Sacrum)까지 연결되어 직장, 방광, 자궁 등을 보호하고 받쳐준다.
- 특히, 여성의 경우 출산에도 중요하게 사용되는 근육이며 질, 항문, 요도를 수축하고 이완한다.
- 골반저근의 수축력이 약해지면 괄약근에 힘을 잃어 요실금, 직장류, 방광류 등의 질환이 발생한다.

골반기저근(골반저근) - 수축력 과정

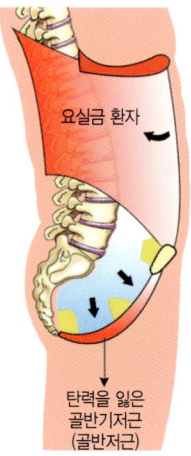
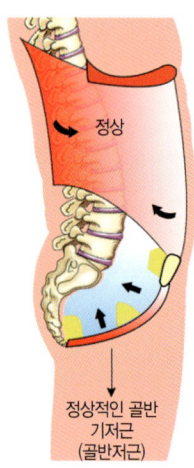
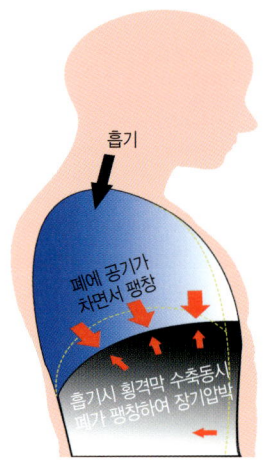
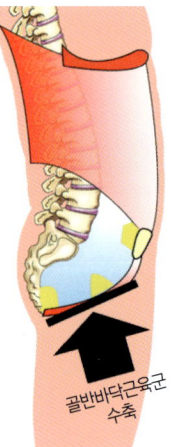

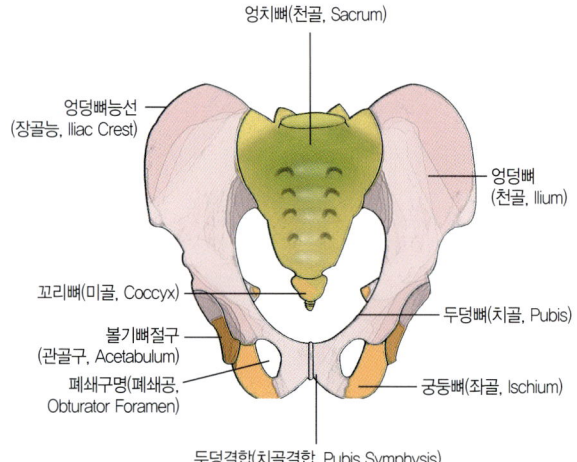

● 골반 Pelvis

- 골반은 2개의 볼기뼈(무명골, Innominate Bone)와 엉치뼈(천골, Sacrum), 꼬리뼈(미골, Coccyx)로 구성
- 척추와 양쪽 다리를 이어주는 골격으로 척추를 통해 체중을 다리로 전달하여 걷기에 중요한 역할
- 내장과 방광, 내부 생식기관이 위치하는 공간을 제공
- 외부의 힘과 충격으로부터 이들 내부 장기들을 보호

복횡근 Transverse Abdominis
다열근 Multifidus

● 복횡근, 배 가로근
Transverse Abdominis

● 다열근, 뭇갈래근
Multifidus

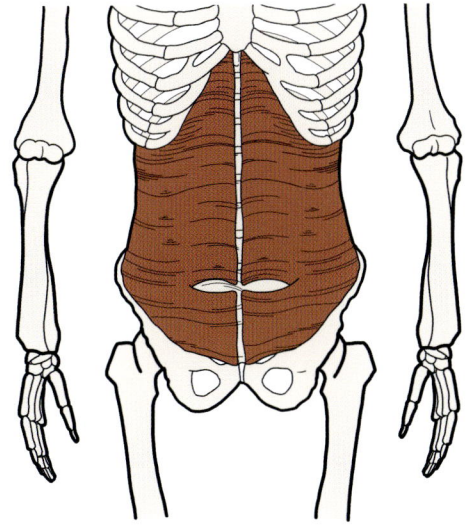
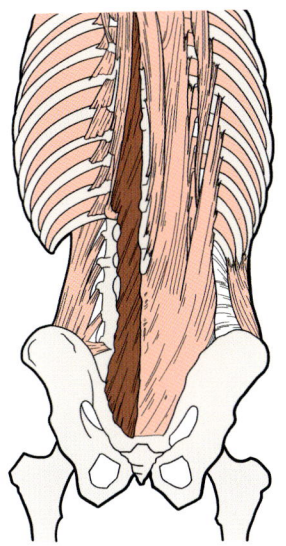

- 기시 : 7~12늑연골의 내면
  Internal Surfaces of Costal Cartilages of Ribs 7-12
  흉요건막(등허리널힘줄) Thoracolumbar Fascia
  장골능선(엉덩뼈능선) Iliac Crest
  서혜인대(샅고랑인대) Inguinal Ligament
- 정지 : 복부건막(복부널힘줄) Abdominal Aponeurosis
  백선 Linea Alba
  치골(엉덩뼈) Pectinal Line of Pubis
- 신경 : 늑간신경(갈비사이신경) Intercostal Nerve T7~T12
  요수신경(요신경) Lumbar Nerve L1
  장골하복신경(엉덩아랫배신경) Iliohypogastric Nerve L1
  장골서혜신경(엉덩샅굴신경) Ilioinguinal Nerve L1
- 작용 : 몸통 굴곡, 회전 Trunk Flexion, Rotation
- 촉진 : 오른쪽 엉덩뼈능선 앞쪽
- 증상 : 검상돌기에 집중된 통증. 기침을 할 때 통증이 심함

- 기시 : 천골(엉치뼈) Sacrum
  후상장골극(뒤위엉덩뼈가시)
  Posterior Superior Iliac Spine
  모든 척추의 횡돌기
  (Transverse Processes All Vertebrae)
- 정지 : 모든 척추의 극돌기(가시돌기)
  Spinous Processes of All Vertebrae
  기시하는 추골에서 위의 2~4개 추골의 극돌기
  Inserting 2 to 4 Vertebrae Above Orign
- 신경 : 척추신경의 후지
  Porsterior Branches of The Spinal Nerve
- 작용 : 척추의 신전 Extension of The Spine
- 촉진 : 흉추의 극돌기
  The Humerus of The Thoracic Vertebrae
- 증상 : 허리를 앞으로 숙이는 동작에서 허리 중간부분 통증

활동 코어
Global Core

- 활동 코어 근육들은 신체의 표면에 위치하며 피부 표면과 가까운 겉근육(Fast twice fiber 백근, 속근)이다.
- 파워 근육으로써 단시간에 빠르게 힘을 낼 수 있고 척추와 골반 사이에서 작용하여 척추의 안정화를 제공해 주면 상지부와 하지부의 부하를 전달하게 해주는 근육이다.
- 근육 : 복직근, 외복사근, 내복사근, 척추기립근, 대둔근, 광배근 등이 있다.
- 특징 : 상대적으로 큰 힘을 발휘하는데 유리하여 속근 섬유의 비율이 높다.

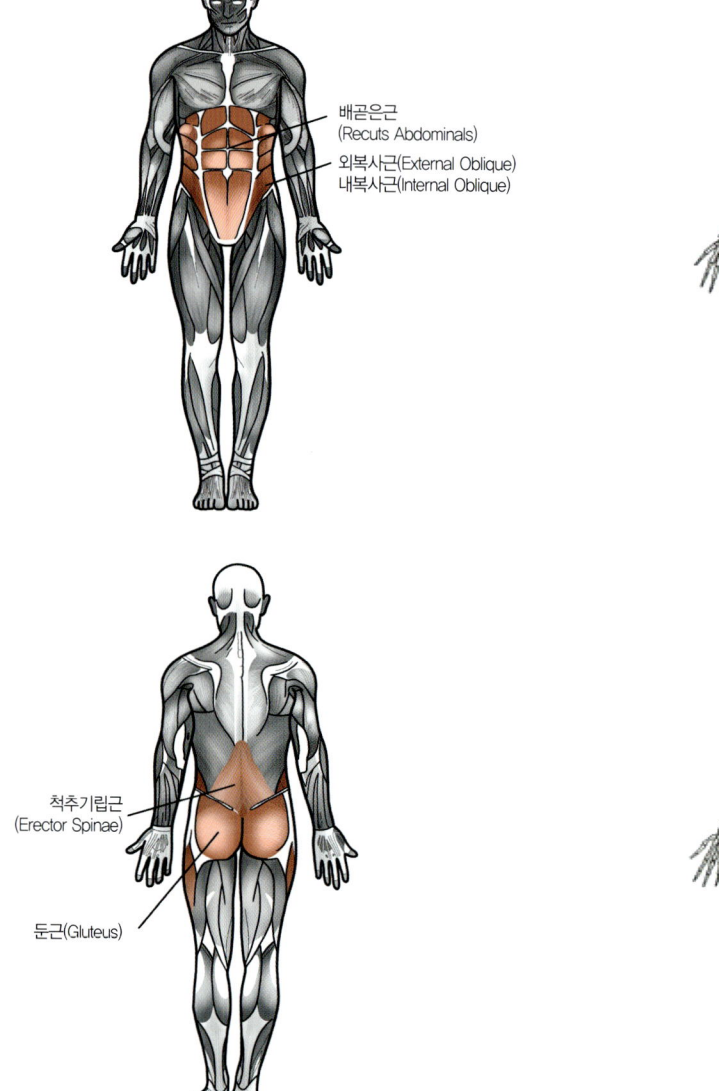
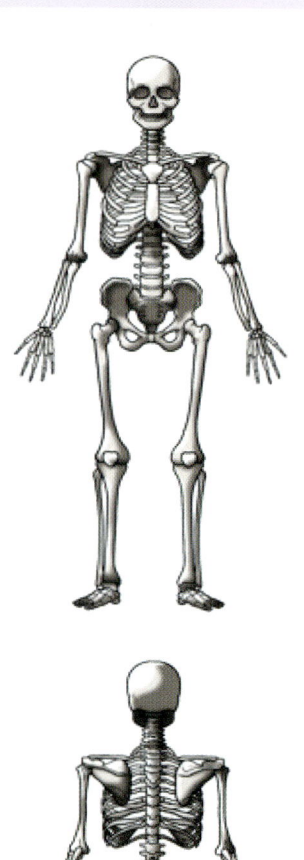

복직근 Rectus Abdominis
광배근 Latissimus Dorsi

● **복직근, 배곧은근**
　Rectus Abdominis

● **광배근, 넓은 등근**
　Latissimus Dorsi

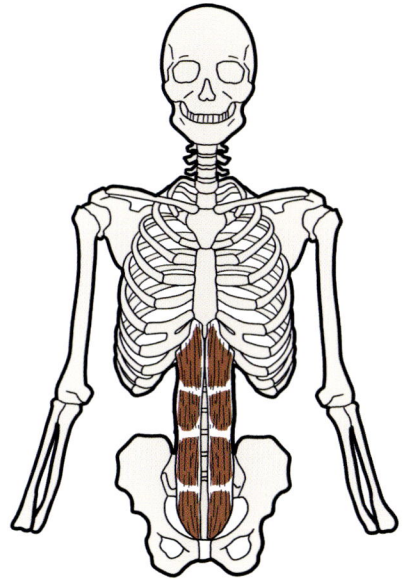
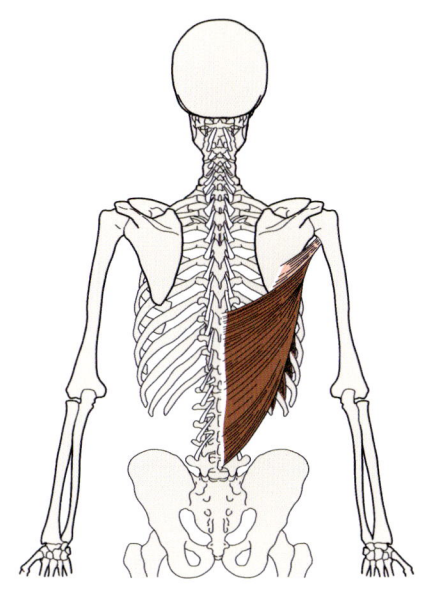

- 기시 : 두덩뼈 결절과 두덩결합 사이
　　　Between Pubic Tubercle and Pubic Symphysis
- 정지 : 복장뼈의 칼돌기 Xiphoid Process of Sternum
　　　5~7 갈비연골 5~7 Costal Cartilages
- 신경 : 늑간신경 Intercostal Nerve
- 작용 : 몸통 굽힘 Flexes Trunk(Bilateral Contraction)
　　　몸통의 가쪽 굽힘 Laterally Flexes Trunk
- 촉진 : 늑골의 연골 The Cartilage of The Rib
　　　복직근의 가쪽모서리
　　　The Edge of The Abdominal Muscle
- 증상 : 양측 견갑골 아래 부위에 수평적 통증,
　　　심호흡 시 양쪽 등 뻐근

- 기시 : 흉추(등뼈) 7번~장골능(엉덩뼈능선)
　　　흉요건막(등허리널힘줄)
　　　Thoracolumbar Aponeurosis From T7 to Iliac Crest
　　　하부 3번 또는 4번 늑골(갈비뼈) Lower 3 or 4 Ribs
　　　견갑골 하각 Inferior Angle of Scapula
- 정지 : 상완골 이두근구(위팔뼈두갈래근고랑)
　　　bicipital groove of humerus
- 신경 : 흉배신경(가슴등신경) Thoracodorsal Nerve C6-8
- 작용 : 견관절 신전(어깨관절폄) Shoulder Extention
　　　상완골의 내전(위팔뼈모음) Humerus Adduction
　　　내회전 Humerus Internal Rotation
- 촉진 : 흉곽 후외측연~정지부쪽 액와후연을 형성
- 증상 : 허리의 안정화 역할과 요통을 유발

복사근
Oblique Muscle

● **내복사근, 배속빗근**
Internal Oblique

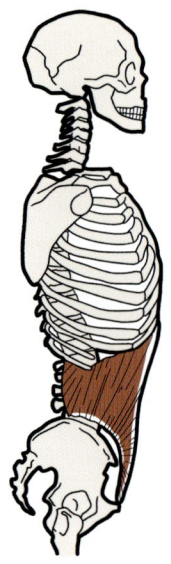

● **외복사근, 배바깥빗근**
External Oblique

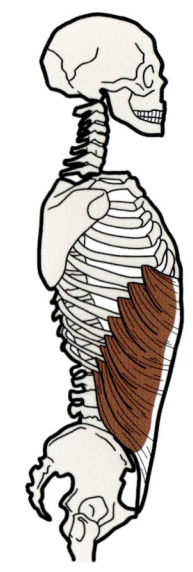

- 기시 : 엉덩뼈 능선 Iliac Crest
  살고랑인대 Inguinal Ligament
  등허리근막 Thoracolumbar Fascia
- 정지 : 백색선 Linea Alba
  10~12번째 갈비뼈의 아래쪽 가장자리
  Inferior Borders of 10~12 ribs
- 신경 : 늑간신경(갈비사이신경) Intercostal Nerve
  늑하신경(갈비밑신경) Subcostal Nerve
  장골하복신경(엉덩아랫배신경) Iliohypogastric Nerve
  장골서혜신경(엉덩샅굴신경) Ilioinguinal Nerve
- 작용 : 양쪽모두-몸통 굽힘
  Flexes Trunk(Bilateral Contraction)
  한쪽만-몸통의 가쪽 굽힘 Laterally Flexes Trunk
- 촉진 : 오른쪽 엉덩뼈 능선의 앞쪽
  Anterior to The Right Hip Ridge
- 증상 : 허리가 뻐근한 증상, 복부 혹은 골반의 통증, 고환 부위

- 기시 : 5~12 갈비뼈의 바깥표면
  External Surfaces of 5~12 Ribs
- 정지 : 백색선 Linea Alba
  엉덩뼈 능선의 앞쪽 절반
  Anterior Half of Iliac Crest
- 신경 : 늑간신경(갈비사이신경) Intercostal Nerve
  늑하신경(갈비밑신경) Subcostal Nerve
  장골하복신경(엉덩아랫배신경)
  Iliohypogastric Nerve
- 작용 : 양쪽모두-몸통 굽힘
  Flexes Trunk(Bilateral Contraction)
  한쪽만-몸통의 가쪽 굽힘 Laterally Flexes Trunk
  몸통의 반대쪽 돌림
  Contralaterally Rotates Trunk
- 촉진 : 몸통 굽힘 회전 운동 시 근육의 수축을 촉진
- 증상 : 심부 상복부에 통증, 속 쓰림 유발

척추기립근 Erector Spinae
대둔근 Gluteus Maximus

● 척추기립근, 척추 세움근
Erector Spinae

● 대둔근, 큰 볼기근
Gluteus Maximus

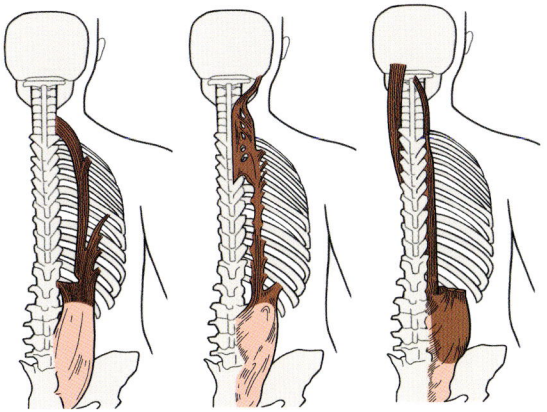
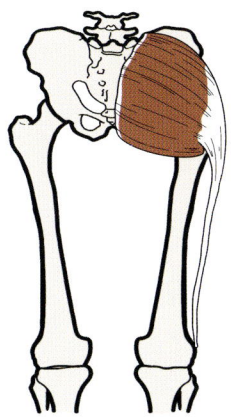

- 기시 : 1. 장늑근(엉덩갈비근) Iliocostalis
   흉요부간막(등허리널힘줄) Thoracolumbar Aponeurosis
   늑골후부(갈비뼈뒤부분) Posterior Ribs
  2. 최장근(가장긴근) Longissiimus
   흉요부간막(등허리널힘줄) Thoracolumbar Aponeurosis
   요추, 흉추 횡돌기(허리뼈, 등뼈 가로돌기)
   Lumbar and Thoracic Transverse Processes
  3. 극근(가시근) Spinalis
   항인대(목덜미인대) Ligamentum Nuchae
   경추, 흉추의 극돌기(목뼈, 등뼈의 가시돌기)
   Cervical and Thoracic Spinous Processes
- 정지 : 1. 장늑근(엉덩갈비근) Iliocostalis
   늑골후부(갈비뼈뒤부분) Posterior Ribs
   경추횡돌기(목뼈가로돌기) Cervical Transverse Process
  2. 최장근(가장긴근) Longissiimus
   경추,흉추 횡돌기(목뼈, 등뼈 가로돌기)
   Cervical and Thoracic Transverse Processes
   유양돌기(꼭지돌기) Mastoid Process
  3. 극근(가시근) Spinalis
   경추, 흉추의 극돌기(목뼈, 등뼈의 가시돌기)
   Cervical and Thoracic Spinous Processes
   후두골(뒤통수뼈) Occipital Bone
- 신경 : 척수신경의 후지(척수신경 뒷가지)
   Posterior Branches of Spinal Nerve
- 작용 : 양쪽 모두 작용–척추 신전 Extension of The Spine
   한쪽만 작용–척추 외측굴곡 Lateral Flexion of The Spine
- 촉진 : 촉지할 수 없음
- 증상 : 경직될 확률이 높고 허리 통증을 유발

- 기시 : 천골(엉치뼈) 후면 Posterior Sacrum
   장골(엉덩뼈) Illium
   장골 상둔선 Illium Superior Gluteal Line
- 정지 : 대퇴골(넙다리뼈)의 둔근조면 Gluteal Tuberosity
   장경인대 Iliotibial Band
- 신경 : 하둔신경(아래둔부신경)
   Inferior Gluteal Nerve L5, S1~2
- 작용 : 고관절 신전(엉덩관절폄) Hip Extension
   고관절 외회전(엉덩관절 가쪽돌림)
   Hip Lateral Rotation
- 촉진 : 미골과 천골 테두리 PSIS와 장골능에서 5cm
- 증상 : 엉덩이에 경미한 통증 지속

메디필라 매트 운동편

Chapter 7

테이핑 이론
키네시오 테이핑

- 테이핑 역사 ·· 78
- 테이프 사용방법 ··· 79
- 테이프 자르기 ·· 80
- 테이핑 주요이론 ··· 81
- 테이핑 유의사항 ··· 82
- 테이핑 증상요약 ··· 83

키네시오 테이핑 역사

- 테이핑은 1920년 경에 탄생한 유럽의 정골요법에서 발견할 수 있으며 현재 많이 사용하고 있는 근육 테이핑 방법인 키네시오 테이핑(Kinesio Taping) 요법은 카이로 프랙터 의사인 "Dr. Kase Kenzo, 카세 겐조" 박사님이 1970년대 근육과 관절 치료를 연구하던 중 창시한 테이핑 요법이다.
- 스포츠 테이프 종류는 "탄력 테이프"와 "비탄력 테이프" 두 가지로 구분하고 키네시오 테이핑 방법은 탄력 테이프로 적용하는 방법이다.

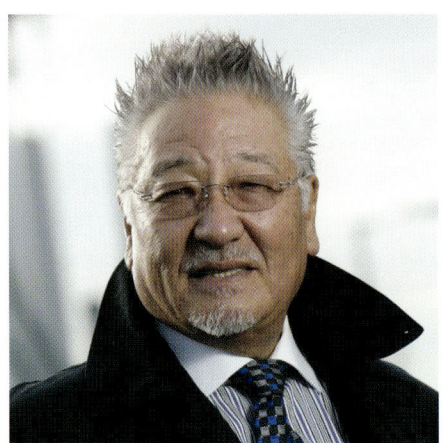

• Dr. Kenzo Kase 카세겐조 박사님

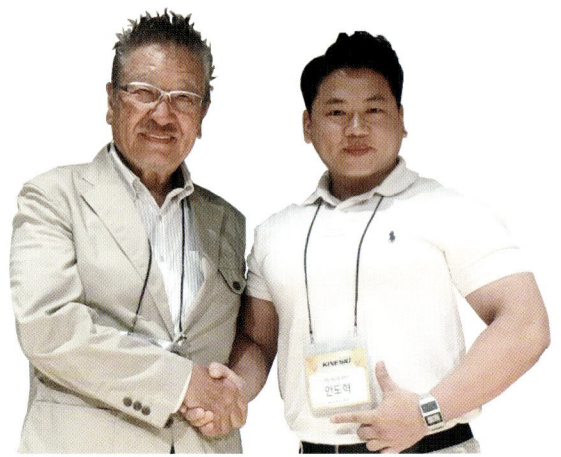

• 국제 키네시오 테이핑 카세겐조 협회장님과
• 2018 키네시오 테이핑의 미래-서울 심포지엄

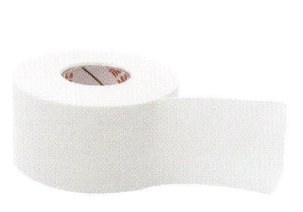

C-Tape : 관절 고정
(비탄력-고정목적)

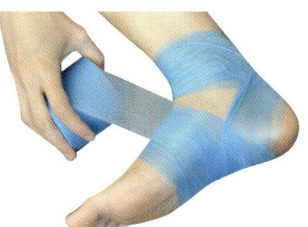

Under Wrap Tape : 피부 보호
(탄력 : C-Tape와 함께사용)

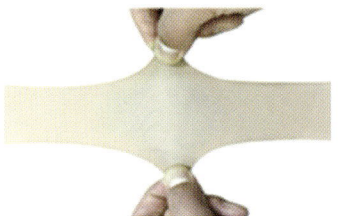

Four Way Tape : 관절 / 3D 움직임
(여러 방향 탄력)

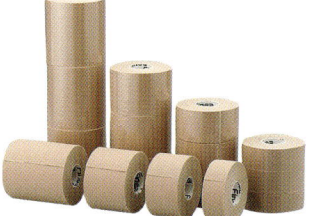

Kinesio Tape 관절 / 근육
(한쪽 방향 탄력)

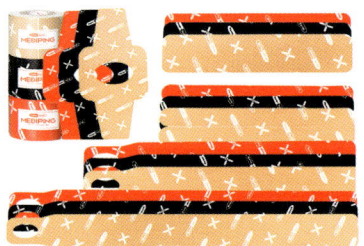

Medical Tape = Mediping : 관절 / 근육 / 열감
(부위별 프리컷 / 열감 키네시오 테이프)

테이프 사용방법

- 키네시오 테이프 "일명 근육 테이프"는 한쪽은 면 재질로 되어있고 반대편은 종이 재질로 되어있다.
- 종이 부분을 제거하면 면 재질 안쪽 부분에 점착제가 도포되어 있기 때문에 손가락이 자주 닿으면 접착력이 사라질 수 있기 때문에 가능하면 종이 부분을 제거한 뒤 피부 표면에 바로 부착할 수 있게 한다. (점착제 : 물질을 달라붙게 하는 물질)

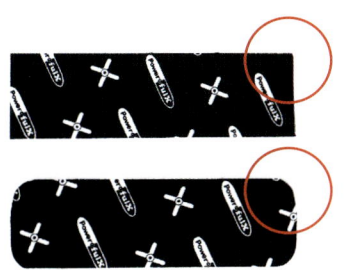

- 테이프의 모서리 부분을 둥글게 자르는 이유는 모서리 부분에 옷깃과 피부가 스치면서 잘 떨어질 수 있기 때문이다.

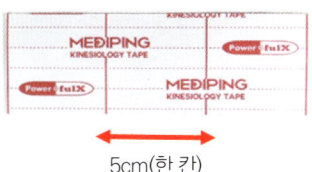

5cm(한 칸)

- 테이프 뒷면에 굵은 실선은 5cm 간격(한 칸)을 의미하며 2칸은 10cm를 의미한다.

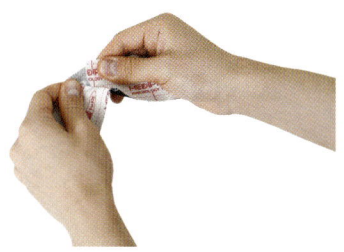

- 양손으로 테이프의 뒷면을 쥐고 종이를 찢듯이 천천히 찢는다.

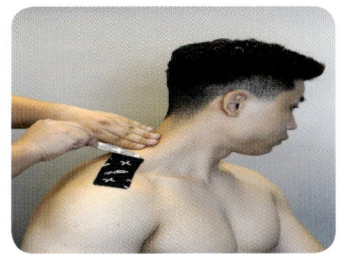

- 털이 누운 방향으로 떼어낸다.
- 한 손으로는 테이프를 잡고 나머지 한 손은 피부층을 눌러주면서 떼어낸다.
- 민감하거나 예민한 피부는 미지근한 물을 충분히 적셔주면서 떼어낸다.

테이프 자르기

- 테이프는 증상에 맞게 잘라주어 적용하면 효과를 증대 시킬 수 있다.
- 상황에 맞게 잘라주면 3장으로 적용할 부위를 2장으로 가능하게 할 수 있는 효율적인 방법이기도 하다.
- 주로 일자형은 통증 테이핑, 갈래형은 기능 테이핑, 양 갈래형은 관절 테이핑, 방사형은 부종 또는 순환 테이핑이라 한다.

● I-cut (일자형)
일정한 길이로 자르는 테이핑 기본 방법

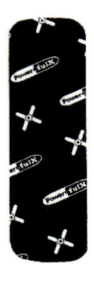
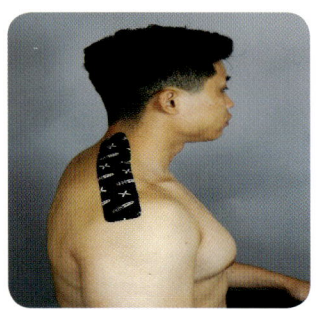

● Y-cut (갈래형)
한쪽 끝이 중심 역할을 하며 중간을 자르는 방법

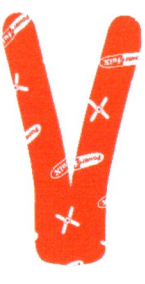
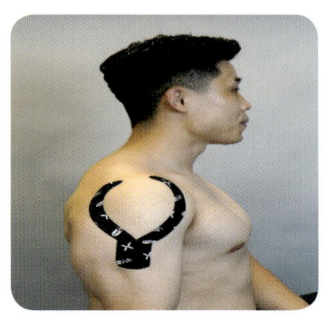

● X-cut (양 갈래형)
양쪽 가운데 중간을 자르는 방법

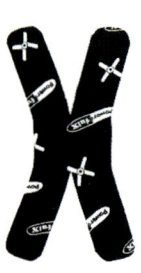
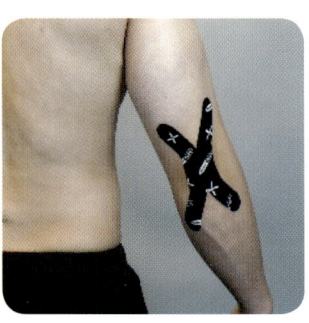

● Fan-cut (방사형)
한쪽 끝이 중심 역할을 하며 나머지 한 방향으로 4~8갈래로 자르는 테이핑 방법

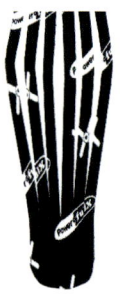
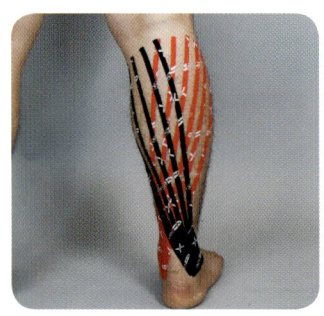

테이핑 주요이론

- 테이핑 효과는 크게 혈액순환, 통증 조절, 기능 강화, 유연성 증가 및 2차 손상을 예방해 준다.
- 테이핑 효과는 내과적 질환(생리통, 천식, 중풍, 본태성 고혈압, 폐 기능 등)에도 영향을 미친다.
- 테이핑 이론은 대표적으로 "휴지 모터 반사 이론"과 "혈관운동 반사 이론"으로 설명하며 아래와 같이 요약 설명을 할 수 있다.

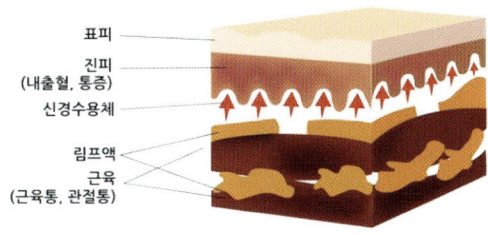

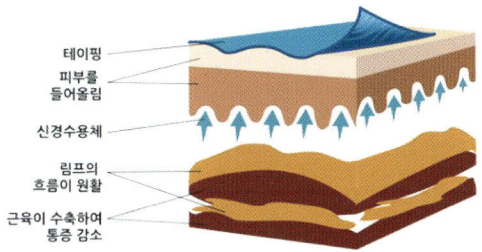

● 혈액순환 촉진 이론 Blood Promote Circulation

긴장되거나 경직된 근육으로 인하여 운동기능 감소와 움직임이 제한되어 있을 때 피부에 부착한 탄성 테이프의 주름이 피부층을 들어 올려 조직의 모세혈관을 확장하게 하여 림프액, 조직액 순환을 촉진시켜 시원하게 느껴지는 이론이다.

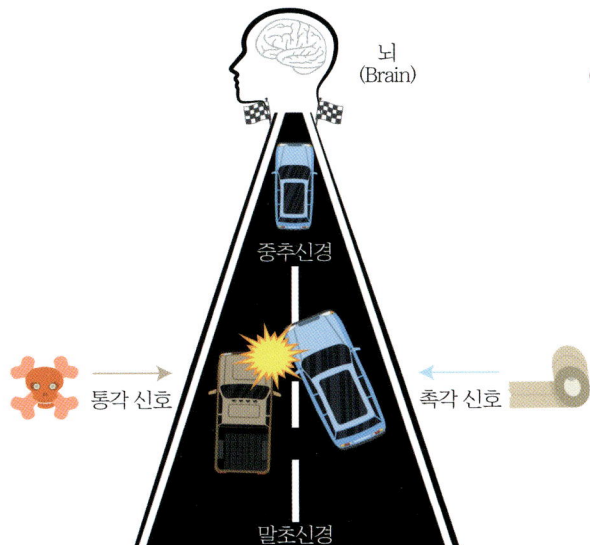

● 관문 통제 이론 Gate Control Theory of Pain

통증을 유발하는 유해자극(통각)이나 또는 기계적 자극(진동, 촉각 등)에 대한 감각은 중추신경을 통하여 척수 후각으로 들어가게 되는데, 전도 속도가 빠른 기계적 자극이 전도 속도가 느린 통각보다 먼저 척수에 도달하여 관문(Gate)을 닫음으로써 늦게 도달한 통각이 관문을 통과하지 못하게 하여 통증을 억제한다는 이론이다.

테이핑 유의사항

- 테이핑의 트러블 반응은 사람마다 차이가 나지만 이러한 부분들은 당시의 신체 컨디션에서 차이가 많이 난다.
- 테이핑의 효과는 혈액 순환에 대한 부분이 아주 크기 때문에 날씨와 같이 계절에도 영향을 미친다.
- 증상에 따라 급성 부위 적용 시 테이프를 당겨서 진행하였을 경우 부착 시간을 평균 50% 이상 줄인다.

테이핑 주의사항

- 피부 민간도, 계절, 붙이는 방법에 따라 최대 3일 가능하다.
- 최고 효과는 12시간 이후 가장 좋으며 48시간이 지나면 효과가 점차 떨어질 수 있다.
- 테이프를 붙인 상태에서 샤워는 가능하지만 테이프 부착부위에 샤워용품 사용은 자제해야 한다.
- 운동 후 땀에 있는 염분과 테이프의 접착 성분과 반응하여 트러블 요인이 될 수 있으므로 운동 후 테이프 제거해야 한다.
- 예민한 피부 부위거나 얇은 피부층 같은 옆구리, 목, 무릎 안쪽 등은 주의해야 한다.
- 시간과 방법에 상관없이 간지럽거나 불편한 느낌이 있다면 그 즉시 제거해야 한다.

테이핑 금기사항

- 손상받기 쉽거나 치유되고 있는 피부
  테이프를 제거하는 과정에서 피부조직 손상과 회복되고 있는 피부층에는 회복을 방해할 수 있는 요인이 된다.
- 악성종양 및 감염부위
  혈액순환을 촉진시키는 테이핑의 효과가 악성종양 및 감염부위를 확산 시킬 수 있으므로 전문의와 상담 후 처방을 받아야 한다.
- 테이프 성분에 대한 알레르기가 있는 경우
  알레르기 반응과 피부 트러블의 반응이 다르고 음식 알레르기처럼 불편한 반응이 몸 전체로 나타났을때 알레르기 반응이라고 예측할 수 있다.
  (붙이는 테이프 종류에 따라 반응이 다름)

테이핑 증상요약

- 증상이 심한 초기에 사용하였을 경우 테이핑의 효과는 극대화되지만 회복 단계를 지나게 되면 초기의 테이핑 효과처럼 매번 극대화되지는 못한다.
- 테이핑 적용시 체감은 불안한 움직임이 안정적으로 느껴지면서 동시에 움직임이 편해야 한다.
- 보호대 목적으로 손목과, 무릎, 발목 등과 같은 곳은 당겨서 부착하면 움직임에 제한이 올 수 있다.
(탄성 테이프는 당기면 당길수록 돌아가는 성질이 강해지기 때문에 피부 트러블의 요인이 될 수 있다)

- 테이핑을 하면 시원한 느낌이 있는데 어떠한 효과인가요?
  부착된 테이프가 주름이 지면서 피부층을 들어 올려 림프, 혈액순환이 촉진되어 시원하게 느껴지는 것입니다.

- 긴장되거나 뭉친 근육이 풀린다는 건 어떠한 원리와 효과인가요?
  뭉친 근육은 비정상적인 긴장상태(경직)에서 수축과 이완이 원활하지 않는데 테이프를 부착한 부위는 정상적인 수축과 이완이 원활하게 되어 뭉친 근육이 풀린다고 말할 수 있습니다.

- 약한 근육이 강하게 된다는 건 어떠한 원리의 효과인가요?
  테이프의 탄성(돌아가는 성질)에 힘만큼 근육의 힘이 작용된다고 말할 수 있습니다.

- 통증이 있었는데 갑자기 사라지는 이유는 무엇인가요?
  첫 번째: 통증 부위의 염증물질이 순환이 되면서 통증이 감소되는 현상입니다.
  두 번째: 통각(통증)과 촉각(테이프) 중 신호체계가 빠른 촉각을 먼저 느끼게 되어 통증을 덜 느끼거나 느끼지 못하는 현상입니다.

- 통증이 있는 곳에 테이핑을 했는데 다른 부위가 아프다고 하는데 이건 잘못 붙인 건가요?
  여러 가지 이유가 있지만 일반적인 증상의 경우 우리는 통증을 느끼는 순서가 있습니다. 처음 가장 큰 통증을 우선으로 느끼게 되고 이러한 통증이 해결이 되면 원래 가지고 있던 두 번째 통증을 느끼게 되는 것입니다. (뜨거운 물과 따뜻한 물 중에서 뜨거운 물의 감각을 먼저 느끼는 경우)

- 메디핑(메디컬 테이핑)은 기존 스포츠 테이프와 어떤 게 차이가 있나요?
  메디핑은 기존 키네시오 테이핑 + 열감효과(바닐릴부틸에터)를 동시에 줄 수 있기 때문에 "약해진 근육에는 테이핑 효과" "긴장된 근육에는 열감 효과"를 줄 수 있습니다.

메디필라 매트 운동편

Chapter
8

필라테스 이론
정렬자세

○ 시작위치정렬 Alingment of Starting Position ………………………… 86
○ 스트레치 Stretch ……………………………………………………………88
○ 폼롤러 테라피 Foam Roller Therapy ……………………………………90
○ 커플운동자세 Couple Posture Exercise ………………………………91

시작위치정렬
Alingment of Starting Position

● Supine Position (앙와위 ; 바로누운 자세)

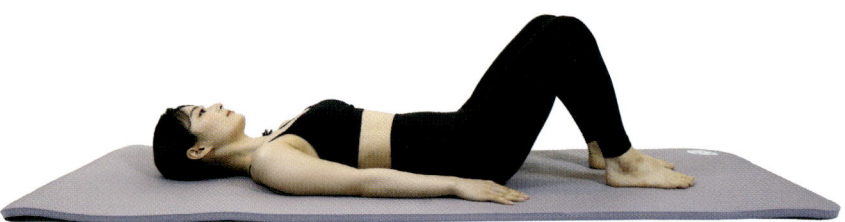

- 자연스럽게 배와 가슴을 위로한 상태에서 반듯하게 누운 자세.
- 단, 너무 높은 베개의 사용 주의.

● Prone Position (복와위 ; 엎드린 자세)

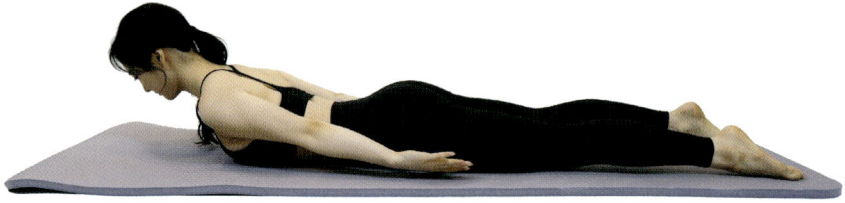

- 배와 가슴을 아래쪽으로 한 상태에서 바닥에 엎드린 자세.
- 단, 목과 척추의 과도한 신전 및 척추에 문제가 있을 경우 주의.

● Sidelying Position (옆으로 누운 자세)

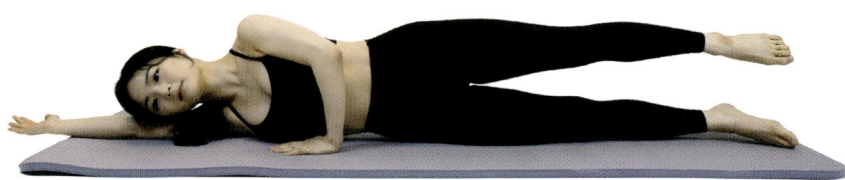

- 골반의 높낮이와 좌우 균형을 맞추어서 옆으로 누운 자세.
- 단, 어깨가 안으로 말리거나 척추 정렬이 무너지지 않게 주의.

시작위치정렬
Alingment of Starting Position

● Sitting Position (앉은 자세)

● Four Point Position (네발 기기 자세)

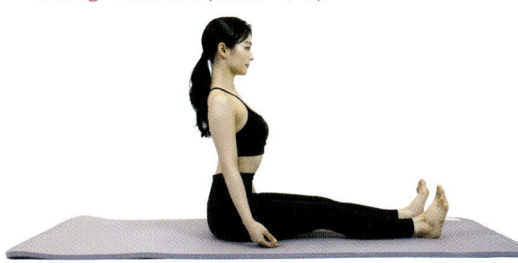
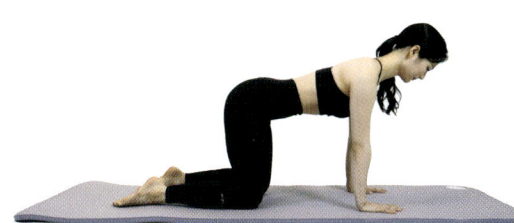

● Standing Position (서있는 자세)

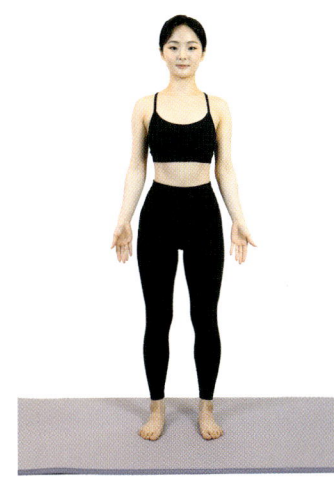
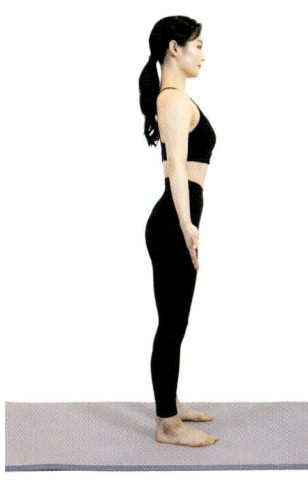
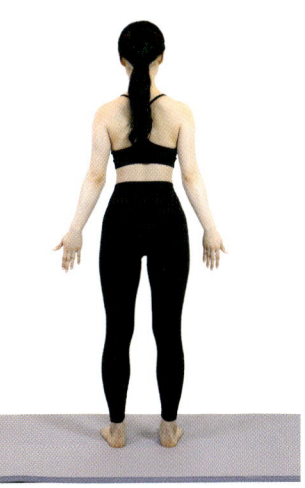

● Supine Position (앙와위 ; 바로누운 자세)

● Prone Position (복와위 ; 엎드린 자세)

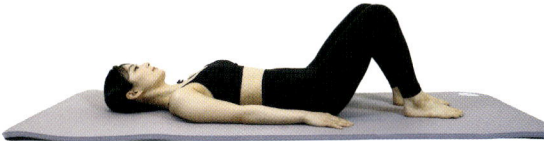
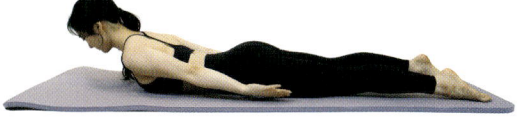

● Sidelying Position (옆으로 누운 자세)

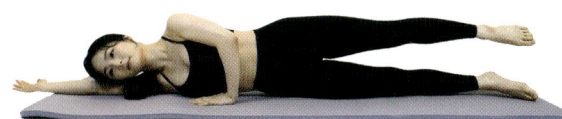

스트레치 I
Stretch I

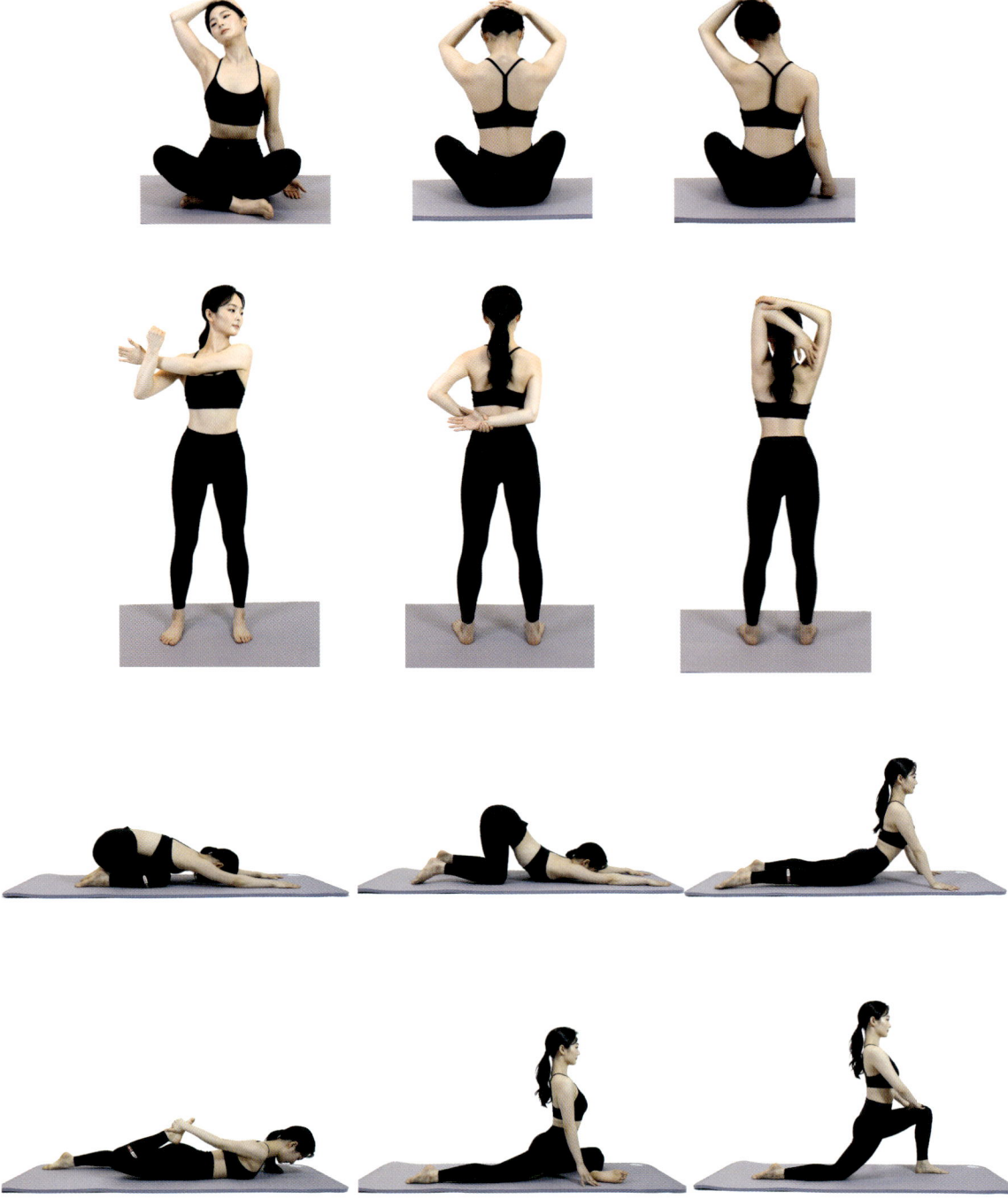

스트레치 Ⅱ
Stretch Ⅱ

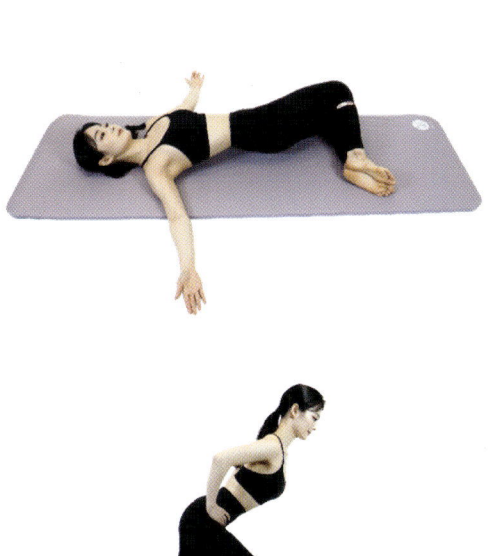
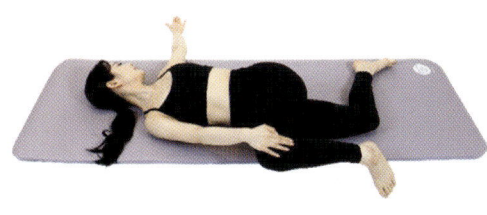
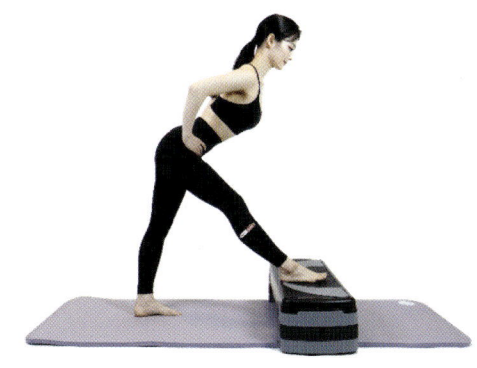
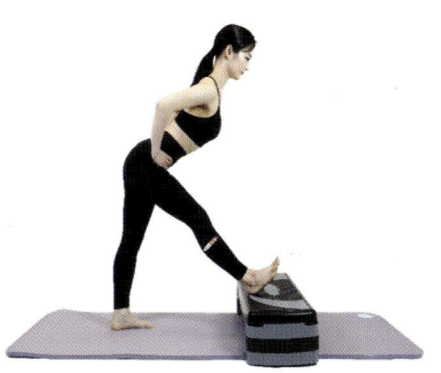
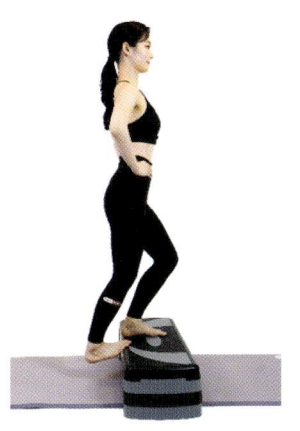
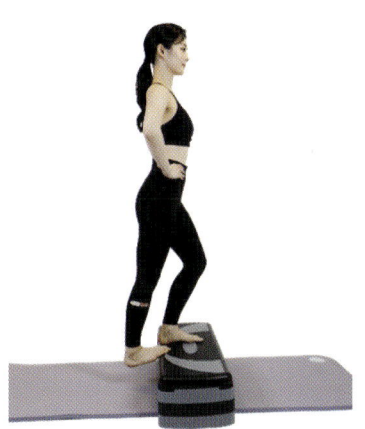

폼롤러 테라피
Foam Roller Therapy

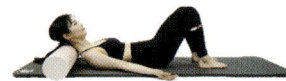 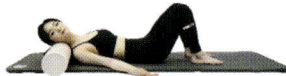 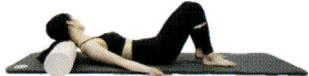
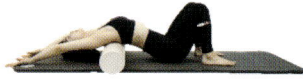 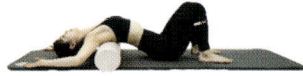 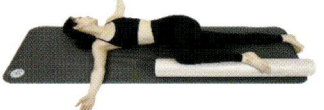
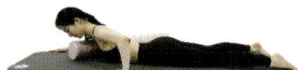 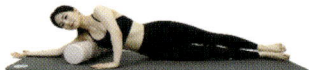 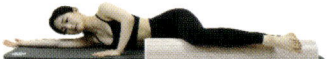
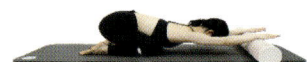 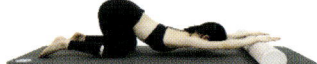 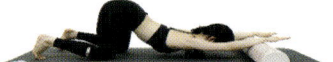
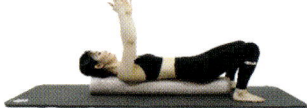 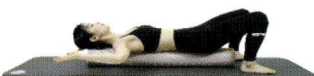 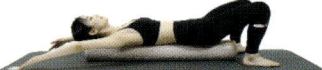
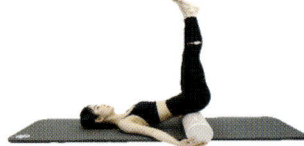 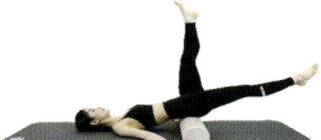 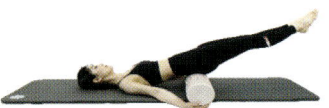
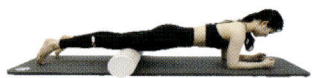 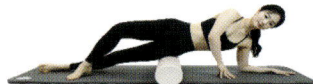 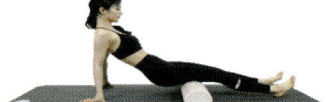
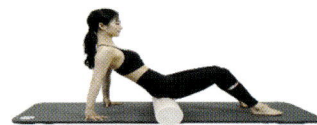 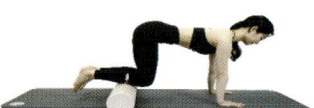 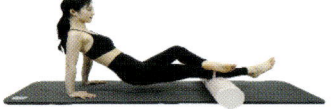

커플 운동 자세
Couple Posture Exercise

● 1. 왕좌 자세

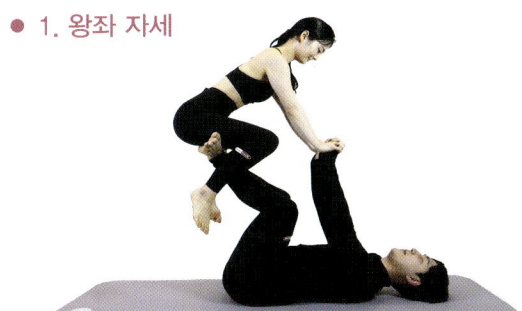

● 2. 고래 자세

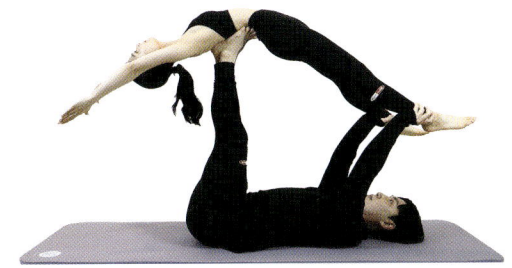

● 3. 플랭크온 프랭크 자세

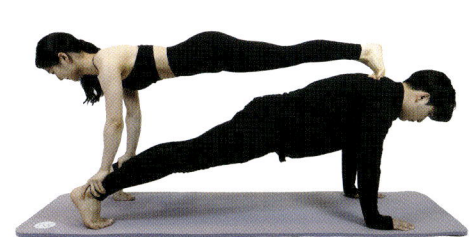

● 4. 플리버드 자세

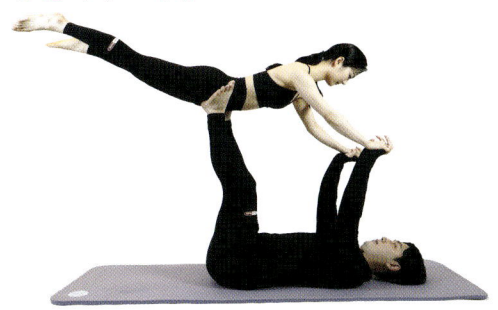

● 5. 슈퍼요기 자세

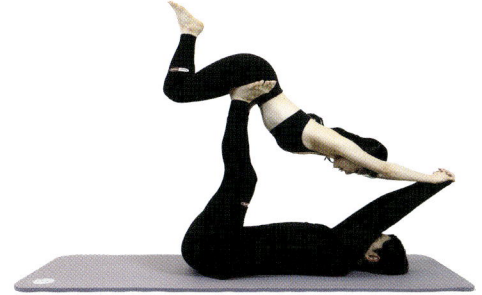

● 6. 피시 온 락 자세

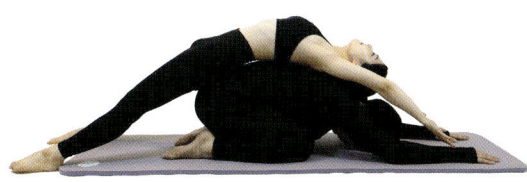

● 7. 스테프 포즈 & 스퀘어 자세

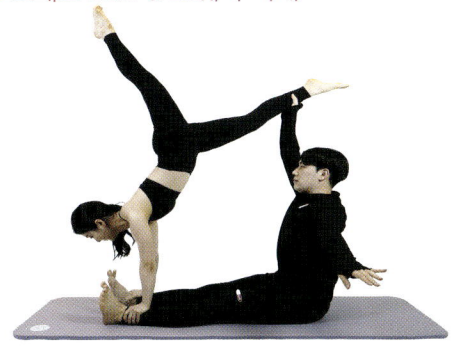

● 8. 더블 워리어 자세

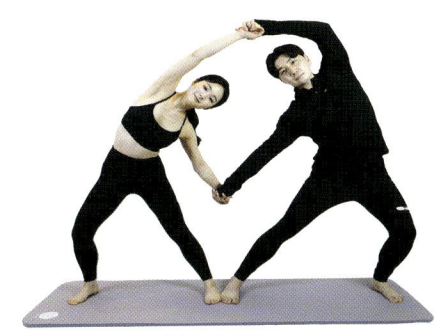

메디필라 매트 운동편

Chapter 9

매트 필라테스 주요동작

1. 싱글 레그 스트레치(한 발 스트레치 하기) Single Leg Stretch ………………………… 94
2. 더블 레그 스트레치(양 발 스트레치 하기) Double Leg Stretch ……………………… 96
3. 헌드레드1 Hundred1 ………………………………………………………………………… 98
4. 헌드레드2 Hundred2 ……………………………………………………………………… 100
5. 롤 업(상체 말아 올리기) Roll Up ………………………………………………………… 102
6. 롤 오버(머리 위로 다리 넘기기) Roll Over …………………………………………… 104
7. 롤 다운(상체 말아 내리기) Roll Down ………………………………………………… 106
8. 레그 서클(다리로 원 그리기) Leg Circle ……………………………………………… 108
9. 스파인 트위스트(척추 회전하기) Spine Twist ………………………………………… 110
10. 토탭(발끝 터치하기) Toe Tap …………………………………………………………… 112
11. 코크 스크루(나선형 동작하기) Cork Screw …………………………………………… 114
12. 쏘우(톱질하기) Saw ……………………………………………………………………… 116
13. 스완 다이브(백조 동작하기) Swan Dive ……………………………………………… 118
14. 타이 스트레치(허벅지 전면 늘리기) Thigh Stretch ………………………………… 120
15. 싱글 스트레이트 레그 스트레치(햄스트링 당기기) Single Straight Leg Stretch … 122
16. 티저(V동작하기) Teaser ………………………………………………………………… 124
17. 사이드 레그 리프트(옆으로 누워 다리 올리기) Side Leg Lift ……………………… 126
18. 사이드킥(옆으로 누워 발차기) Side Kick ……………………………………………… 128
19. 푸쉬 업(팔굽혀펴기) Push Up …………………………………………………………… 130
20. 브릿지(엉덩이 들어 올리기) Bridge …………………………………………………… 132
21. 힐비트(발뒤꿈치 부딪히기) Heel Beats ……………………………………………… 134
22. 싱글 레그 밸런스(한쪽 다리로 균형잡기) Single Leg Balance …………………… 136
23. 컬 업(가슴 말아 올리기) Curl Up ……………………………………………………… 138
24. 싱글 레그 드롭(한쪽 다리 내리기) Single Leg Drop ………………………………… 140
25. 레그 풀 백(손 뒤로 집고 다리 들어 올리기) Leg Pull Back ………………………… 142
26. 버드 도그(사냥개 자세/ 네발 기기 자세에서 손, 발 뻗기) Bird Dog ……………… 144
27. 데드 버그(죽은 곤충자 세/ 뒤집힌 네발 기기 자세) Dead Bug …………………… 146

싱글 레그 스트레치
Single Leg Stretch

- 싱글 레그 스트레치(한 다리 스트레치)는 팔과 다리를 움직이는 동안 파워하우스에 집중하면서 신체의 코어 안정성이 향상되는 자세이다.
- 운동: 복근 강화 및 코어 안정화
- 주의: 목과 허리 통증이 있을 경우

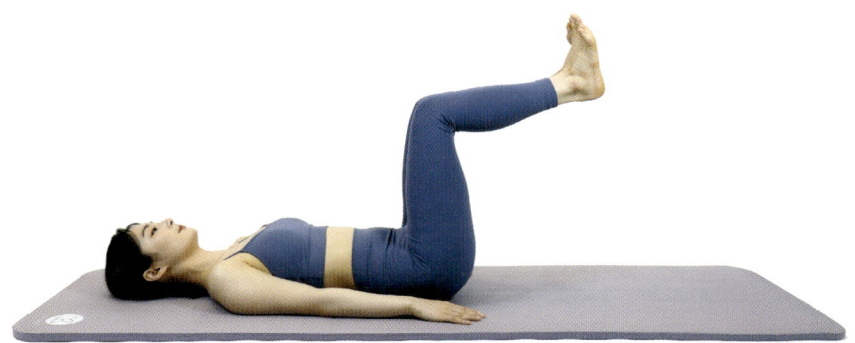

1. 매트에 누운 상태에서 고관절과 무릎관절을 구부리고 발끝은 올린 자세에서 준비한다.
2. 턱 끝은 잡아당기고 양팔은 몸 양옆에 반듯하게 둔다.

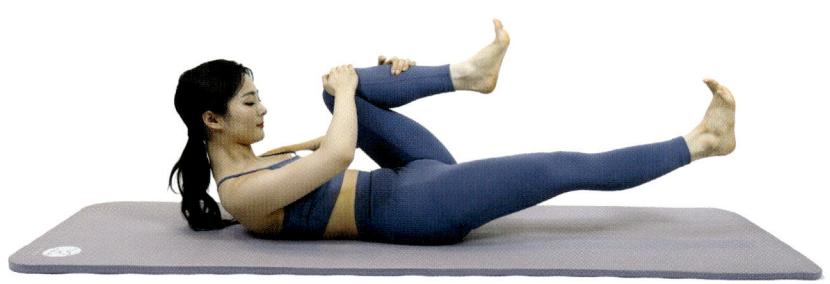

1. 들이마시는 호흡에 머리와 목을 들어서 한쪽 무릎을 당기고 내쉬는 호흡에 나머지 한쪽 다리는 쭉 펴준다.
2. 반대쪽으로 진행시 당길 때 호흡을 들이마시고 펴줄 때 호흡을 내쉬면서 진행한다.

싱글 레그 스트레치
Single Leg Stretch

 주동 / 메인 근육 [베이지] - 대퇴직근(Leg Reach), 햄스트링(Leg Table Top)

 길항 / 과활성 근육 [레드] - 비복근

 협력 / 비활성 근육 [블랙] - 하부승모근, 전거근

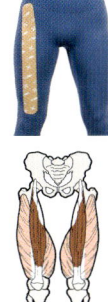

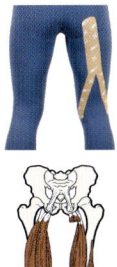

● **대퇴직근**
- 기시: 전하장골근(AIIS)
- 정지: 경골 조면(슬개골 인대 연결)
- 작용: 고관절 굴곡, 슬관절 신전

● **햄스트링**
- 기시: 장두 -좌골결절 / 단두-대퇴골 조선의 외순
- 정지: 비골두
- 작용: 장두-고관절 신전, 슬관절 굴곡
- 단두-슬관절 굴곡상태에서 외회전

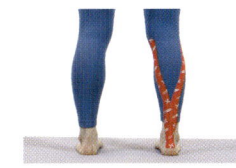
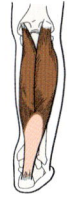

● **비복근**
- 기시: 내측두-대퇴골 내측상과
- 외측두-대퇴골 외측상과
- 정지: 종골 (아킬레스건 연결)
- 작용: 족관절 족저 굴곡,
  슬관절 굴곡 보조

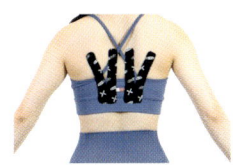
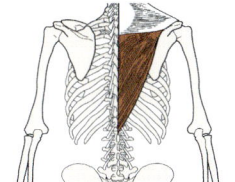

● **하부승모근**
- 기시: 흉추(등뼈) 5-12번 T5-T12
- 정지: 견갑극근
- 작용: 견갑골 하강, 상방회전

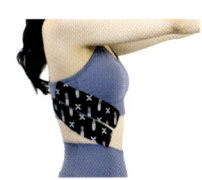
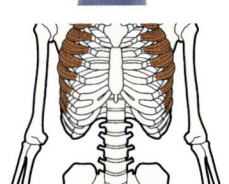

● **전거근**
- 기시: 늑골1-8번 바깥쪽
- 정지: 견갑골 척추연(내측연)
- 작용: 견갑골 전인, 상방회전,
  흉벽에 견갑고정
- 증상: 약화될 확률이 높고
  익상견갑골을 유발

더블 레그 스트레치
Double Leg Stretch

- 더블 레그 스트레치(양 다리 스트레치)은 복근 강화 동작으로 복횡근과 내복사근도 단련할 수 있고 팔다리의 각도를 낮출수록 강도가 높아지는 자세이다.
- 운동: 복근 강화 및 다리 이완
- 주의: 목과 허리 통증이 있을 경우

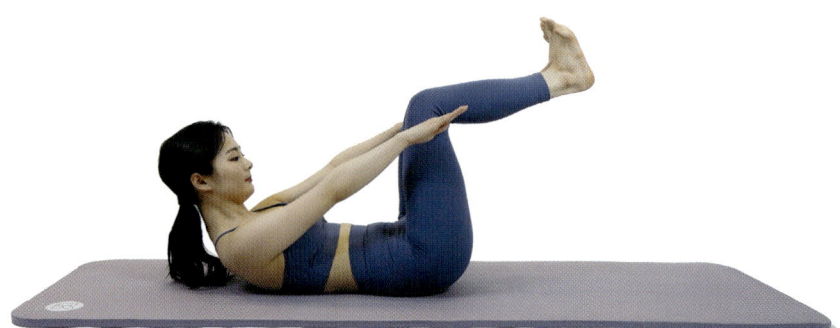

1. 매트에 누워있는 상태에서 고관절과 무릎관절을 구부리고 호흡을 들이마시면서 머리와 상체를 들면서 양손을 무릎 부위에 위치한다.

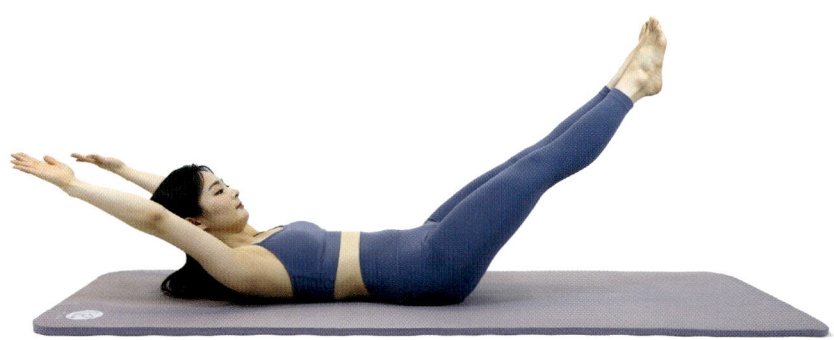

1. 호흡을 내쉬면서 양팔과 양 다리를 내려주면서 손끝과 발끝까지 쭉 펴준다.
2. 복근과 복사근에 힘과 시선을 유지하면서 준비 동작으로 돌아가면서 반복해 준다.

더블 레그 스트레치
Double Leg Stretch

 주동 / 메인 근육 [베이지] – 내복사근, 외복사근, 복횡근

 길항 / 과활성 근육 [레드] – 흉쇄유돌근, 척추기립근

 협력 / 비활성 근육 [블랙] – 하부승모근, 전거근

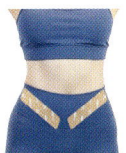
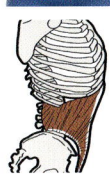

● 내복사근
- 기시: 서혜인대 외측 절반, 장골능 앞쪽 2/3
- 정지: 제 9~12 늑골의 늑연골, 백선
- 작용: 양쪽 작용 – 체간굴곡 /
  한쪽 작용 – 외측굴곡, 같은쪽으로 체간회전

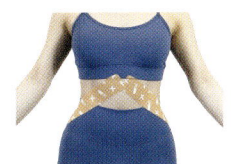
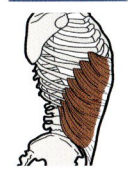

● 외복사근
- 기시: 제 5~12 늑골
- 정지: 백선, 장골능 앞쪽 절반
- 작용: 양쪽 작용 – 체간 굴곡 /
  한쪽 작용 – 외측 굴곡, 반대쪽으로 체간 회전

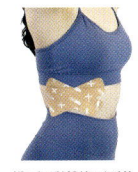
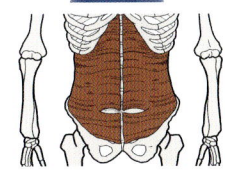

● 복횡근
- 기시: 제 7~12 늑연골의 내면 흉요건막, 장골능선, 서혜인대
- 정지: 복건막, 백선, 치골
- 작용: 복압의 상승

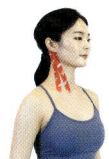
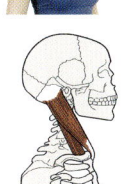

● 흉쇄유돌근
- 기시: 흉골병, 쇄골 내측
- 정지: 유양돌기
- 기능: 양측 작용 – 목의 굴곡
  편측 작용 – 외측 굴곡
- 증상: 거북목의 주범이며 두통유발

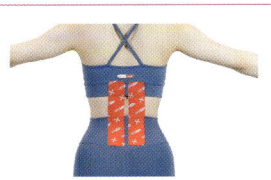
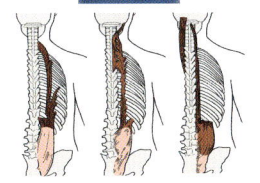

● 척추기립근
- 기시: 극근–항인대, 경.흉추 극돌기
  최장근–흉요건막, 요.흉추 횡돌기
  장늑근–흉요건막, 늑골후부
- 정지: 극근–후두골, 경.흉추 극돌기
  최장근–유양돌기, 경추 횡돌기
  장늑근–늑골 후부, 경추 횡돌기
- 작용: 양쪽 작용–척추의 신전 한쪽
  작용–외측 굴곡

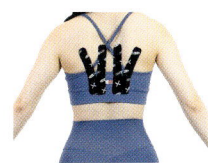
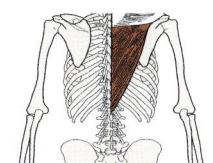

● 하부승모근
- 기시: 흉추(등뼈) 5-12번 T5-T12
- 정지: 견갑극근(어깨뼈가시뿌리)
  Root of Spine of Scapula
- 작용: 견갑골 하강(어깨뼈내림)
  Depression 상방회전
  Upward Rotation

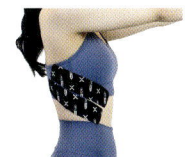
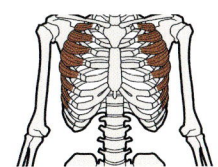

● 전거근
- 기시: 늑골1-8번 바깥쪽
- 정지: 견갑골 척추연(내측연)
- 작용: 견갑골 전인, 상방회전, 흉벽에 견갑고정
- 증상: 약화될 확률이 높고 익상견갑골을 유발

헌드레드 1
Hundred

- 헌드레드는 필라테스의 기본 동작 중 복부 근육을 강화할 수 있는 자세이다.
- 양 팔 적용 시 몸의 중심을 안정적으로 유지하면서 호흡을 적용하면 지구력 증진에도 도움이 된다.
- 운동: 상체의 안정성, 혈액순환 촉진 (호흡 100번을 통한 심박수의 영향)
- 주의: 허리 디스크 증상 및 질환이 있을 경우

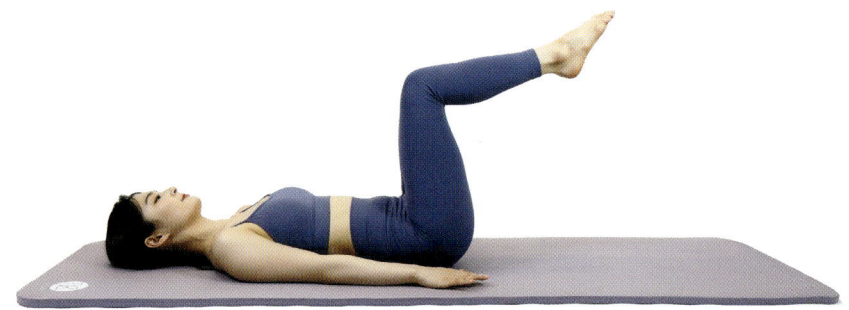

1. 매트에 반듯하게 누운 상태에서 고관절과 무릎 관절은 90°로 구부리고 발끝은 뻗어준다.
2. 양쪽 어깨는 위쪽을 들리지 않게 골반 아래쪽을 향하며 손바닥은 반듯하게 매트에 놓아준다.
3. 호흡을 들이마신 상태에서 시작자세를 준비한다.

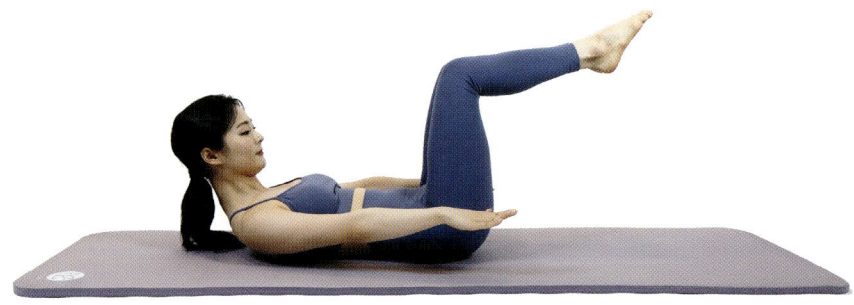

1. 호흡을 내쉬면서 상체를 말아 올리는데 이때 복횡근과 내, 외 복사근에 수축을 집중한다.
2. 견갑골은 앞쪽으로 밀어주는데 이때 전거근에 수축에 집중하고 손끝은 어깨와 수평을 유지하면서 앞쪽으로 길게 뻗어준다.
3. 손끝을 위쪽과 아래쪽으로 수직 움직임을 주면서 내쉬는 호흡에 맞추면서 흔들어 준다.

헌드레드 1
Hundred

 주동 / 메인 근육 [베이지] – 내복사근, 외복사근, 복횡근

 길항 / 과활성 근육 [레드] – 척추기립근

 협력 / 비활성 근육 [블랙] – 하부승모근, 전거근

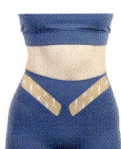
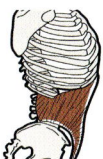

● 내복사근
- 기시: 서혜인대 외측 절반, 장골능 앞쪽 2/3
- 정지: 제 9~12 늑골의 늑연골, 백선
- 작용: 양쪽 작용 – 체간굴곡 / 한쪽 작용 – 외측굴곡, 동측 체간회전

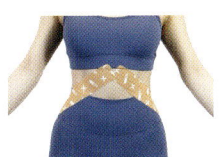
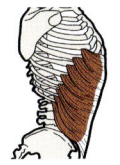

● 외복사근
- 기시: 제 5~12 늑골
- 정지: 백선, 장골능 앞쪽 절반
- 작용: 양쪽 작용 – 체간 굴곡 / 한쪽 작용 – 외측 굴곡, 반대쪽으로 체간 회전

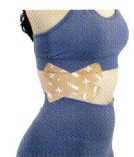
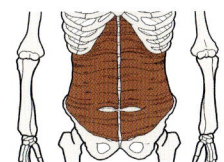

● 복횡근
- 기시: 제 7~12 늑연골의 내면 흉요건막, 장골능선, 서혜인대
- 정지: 복건막, 백선, 치골
- 작용: 복압의 상승

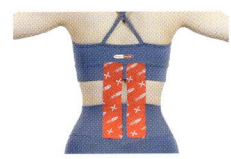
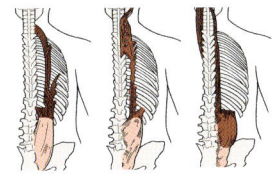

● 척추기립근
- 기시: 극근–항인대, 경.흉추 극돌기
  최장근–흉요건막, 요.흉추 횡돌기
  장늑근–흉요건막, 늑골후부
- 정지: 극근–후두골, 경.흉추 극돌기
  최장근–유양돌기, 경추 횡돌기
  장늑근–늑골 후부, 경추 횡돌기
- 작용: 양쪽 작용–척추의 신전
  한쪽 작용–외측 굴곡

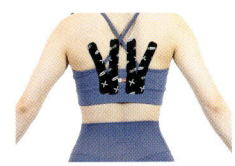
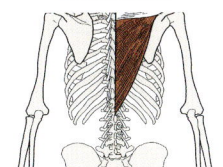

● 하부승모근
- 기시: 흉추(등뼈) 5-12번 T5-T12
- 정지: 견갑극근 (어깨뼈가시뿌리)
- 작용: 견갑골 하강, 상방회전

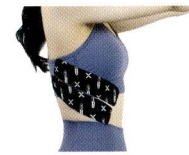
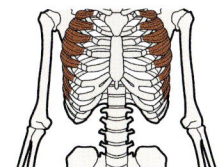

● 전거근
- 기시: 늑골1-8번 바깥쪽
- 정지: 견갑골 척추연(내측연)
- 작용: 견갑골 전인, 상방회전, 흉벽에 견갑고정
- 증상: 약화될 확률이 높고 익상견갑골을 유발

헌드레드 2
Hundred

- 헌드레드는 필라테스의 기본 동작 중 복부 근육을 강화할 수 있는 자세이다.
- 양 팔 적용 시 몸의 중심을 안정적으로 유지하면서 호흡을 적용하면 지구력 증진에도 도움이 된다.
- 운동: 상체의 안정성, 혈액순환 촉진 (호흡 100번을 통한 심박수의 영향)
- 주의: 목, 허리 디스크 증상 및 질환이 있을 경우

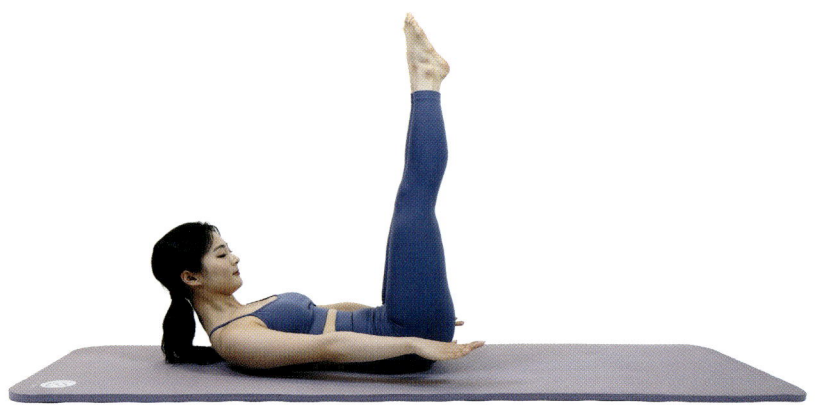

1. 헌드레드 1 동작에서 강화된 중급 동작으로 고관절은 90°로 구부리고 무릎과 발끝은 뻗어준다.
2. 손끝이 바닥에 닿도록 위쪽과 아래쪽으로 수직 움직임을 주면서 내쉬는 호흡에 맞추어 흔들어 준다.

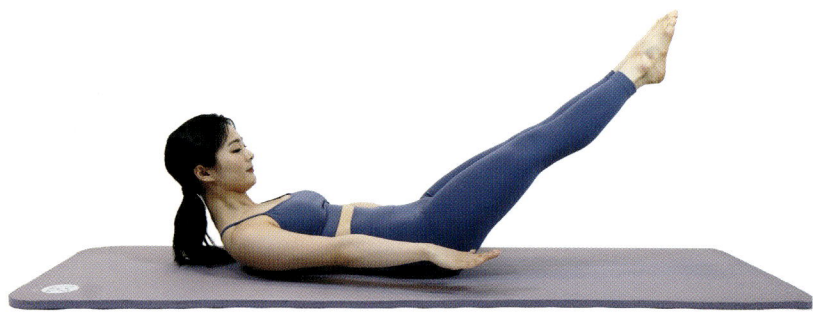

1. 헌드레드 1 동작에서 가장 강화된 고급 동작으로 고관절과 무릎 관절을 45°로 구부리고 무릎과 발끝은 뻗어준다.
2. 허리는 부담을 느끼지 않게 평평한 자세를 유지하면서 허벅지 안쪽은 벌어지지 않게 쪼여준다.
3. 손끝이 바닥에 닿도록 위쪽과 아래쪽으로 수직 움직임을 주면서 내쉬는 호흡에 맞추어 흔들어 준다.

헌드레드 2
Hundred

 주동 / 메인 근육 [베이지] – 내복사근, 외복사근, 복횡근

 길항 / 과활성 근육 [레드] – 척추기립근

 협력 / 비활성 근육 [블랙] – 하부승모근, 전거근

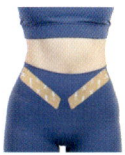
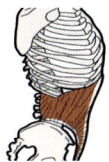

● **내복사근**
- 기시: 서혜인대 외측 절반, 장골능 앞쪽 2/3
- 정지: 제 9~12 늑골의 늑연골, 백선
- 작용: 양쪽 작용–체간굴곡 / 한쪽 작용–외측굴곡, 같은쪽으로 체간회전

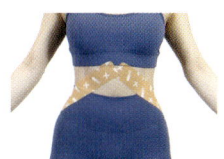
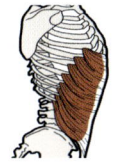

● **외복사근**
- 기시: 제 5~12 늑골
- 정지: 백선, 장골능 앞쪽 절반
- 작용: 양쪽 작용–체간 굴곡 / 한쪽 작용–외측 굴곡, 반대쪽으로 체간 회전

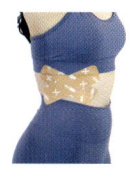
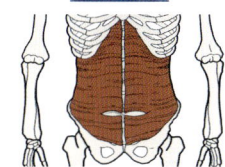

● **복횡근**
- 기시: 제 7~12 늑연골의 내면 흉요건막, 장골능선, 서혜인대
- 정지: 복건막, 백선, 치골
- 작용: 복압의 상승

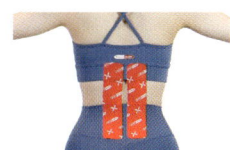
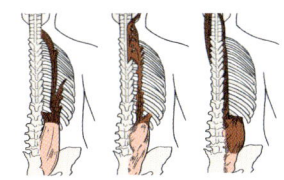

● **척추기립근**
- 기시: 극근–항인대, 경.흉추 극돌기
  최장근–흉요건막, 요흉추 횡돌기
  장늑근–흉요건막, 늑골후부
- 정지: 극근–후두골, 경.흉추 극돌기
  최장근–유양돌기, 경추 횡돌기
  장늑근 늑골 후부, 경추 횡돌기
- 작용: 양쪽 작용–척추의 신전
  한쪽 작용–외측 굴곡

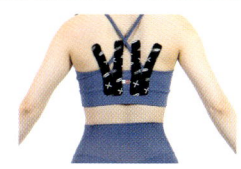
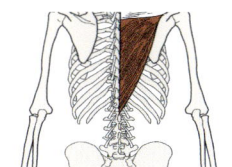

● **하부승모근**
- 기시: 흉추(등뼈) 5-12번 T5-T12
- 정지: 견갑극근(어깨뼈가시뿌리) Root of Spine of Scapula
- 작용: 견갑골 하강(어깨뼈내림) Depression 상방회전 Upward Rotation

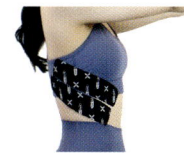
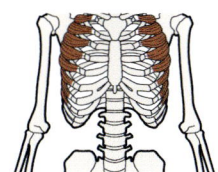

● **전거근**
- 기시: 늑골1-8번 바깥쪽
- 정지: 견갑골 척추연(내측연)
- 작용: 견갑골 전인, 상방회전, 흉벽에 견갑고정
- 증상: 약화될 확률이 높고 익상견갑을 유발

롤 업
Roll Up

- 롤업은 파워하우스를 감싸고 있는 근육군을 통해 척추를 분절하며 복근의 힘을 이용하여 다리와 둔근의 도움을 주는 자세이다.
- 운동: 복근 강화, 척추분절 운동
- 주의: 목, 허리 디스크 증상 및 질환이 있을 경우

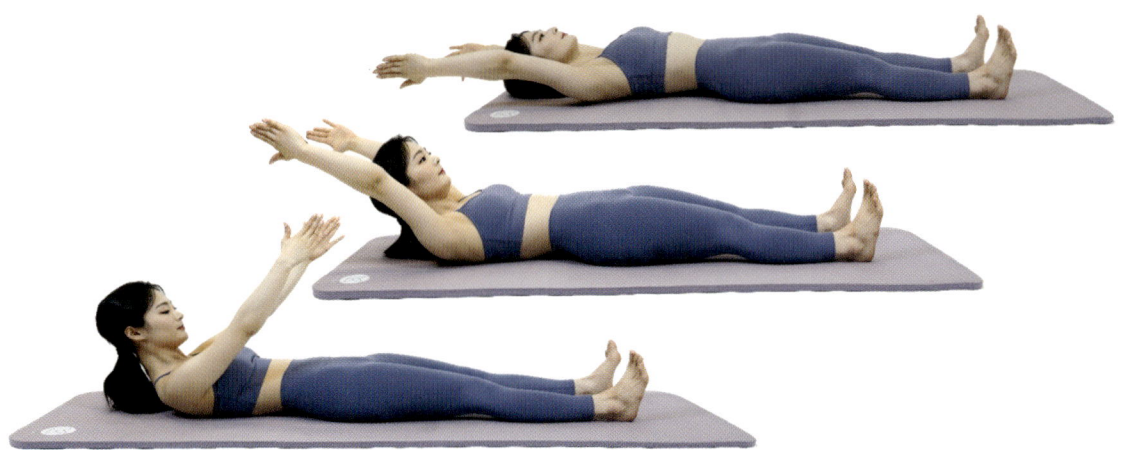

1. 매트에 반듯하게 누운 상태에서 손끝은 머리 위로, 발끝은 당겨서 하늘 위쪽으로 뻗어준다.
2. 들이마시는 호흡에 맞추어 양팔과 손끝을 살짝 들어 올려준다.
3. 내쉬는 호흡에 맞추어 양팔과 손끝을 앞쪽으로 뻗어주고 턱 끝은 잡아당긴 상태에서 머리와 척추를 들어 올려준다.

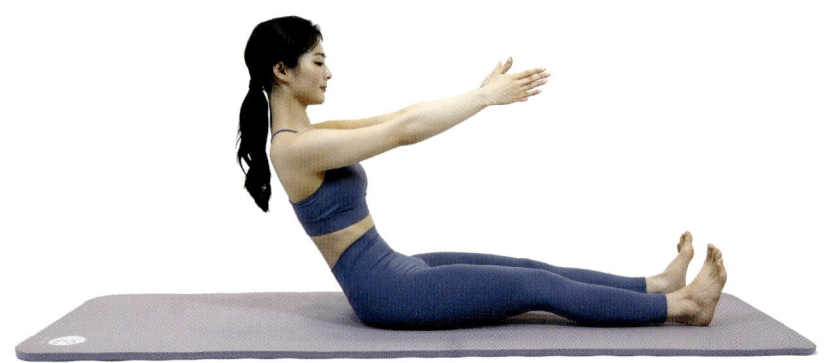

1. 척추의 굴절(상체를 말아올린) 상태로 들어 올려 주고 이때 복횡근과 내, 외 복사근 수축에 집중한다.
2. 양손이 양발에 닿을 때까지 동작을 진행하며 이후 다시 상체를 말아서 내리는 동작까지 진행한다.

롤 업
Roll Up

 주동 / 메인 근육 [베이지] – 내복사근, 외복사근, 복횡근

 길항 / 과활성 근육 [레드] – 척추기립근, 비복근

 협력 / 비활성 근육 [블랙] – 하부승모근, 전거근

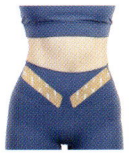
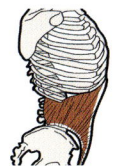

● **내복사근**
- 기시: 서혜인대 외측 절반, 장골능 앞쪽 2/3
- 정지: 제 9~12 늑골의 늑연골, 백선
- 작용: 양쪽 작용 – 체간굴곡 / 한쪽 작용 – 외측굴곡, 같은쪽으로 체간회전

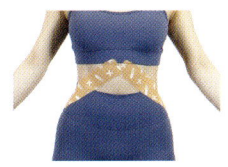
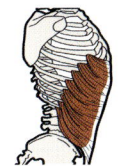

● **외복사근**
- 기시: 제 5~12 늑골
- 정지: 백선, 장골능 앞쪽 절반
- 작용: 양쪽 작용 – 체간 굴곡 / 한쪽 작용 – 외측 굴곡, 반대쪽으로 체간 회전

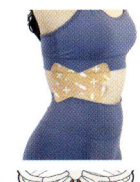
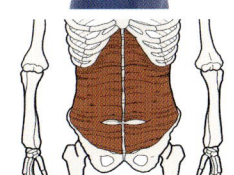

● **복횡근**
- 기시: 제 7~12 늑연골의 내면 흉요건막, 장골능선, 서혜인대
- 정지: 복건막, 백선, 치골
- 작용: 복압의 상승

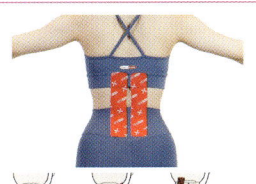
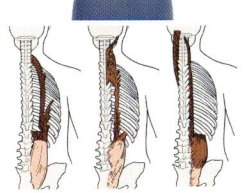

● **척추기립근**
- 기시: 극근 – 항인대, 경.흉추 극돌기 최장근 – 흉요건막, 요흉추 횡돌기 장늑근 – 흉요건막, 늑골후부
- 정지: 극근 – 후두골, 경.흉추 극돌기 최장근 – 유양돌기, 경추 횡돌기 장늑근 – 늑골 후부, 경추 횡돌기
- 작용: 양쪽 작용 – 척추의 신전 한쪽 작용 – 외측 굴곡

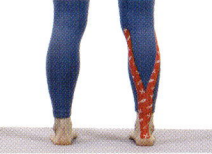
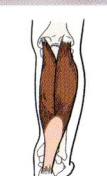

● **비복근**
- 기시: 내측두 – 대퇴골 내측상과 / 외측두 – 대퇴골 외측상과
- 정지: 종골 (아킬레스건 연결)
- 작용: 족관절 족저 굴곡, 슬관절 굴곡 보조

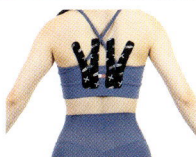
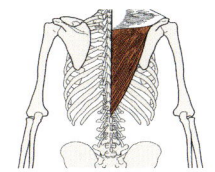

● **하부승모근**
- 기시: 흉추(등뼈) 5-12번 T5-T12
- 정지: 견갑극근(어깨뼈가시뿌리) Root of Spine of Scapula
- 작용: 견갑골 하강(어깨뼈내림) Depression 상방회전 Upward Rotation

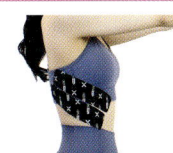
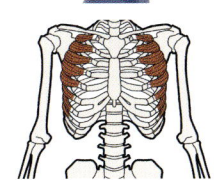

● **전거근**
- 기시: 늑골1-8번 바깥쪽
- 정지: 견갑골 척추연(내측연)
- 작용: 견갑골 전인, 상방회전, 흉벽에 견갑고정
- 증상: 약화될 확률이 높고 익상견갑골을 유발

롤 오버
Roll Over

- 롤 오버(머리 위로 다리 넘기기)는 머리부터 분절을 시키지만 양쪽 어깨와 상체 상부는 매트에 정확하게 고정시킨 후 복부를 중심으로 하여 허벅지와 종아리가 쭉 펴지고 발뒤꿈치까지 연결시키는 자세이다.
- 운동: 복근 강화
- 주의: 목 디스크 증상 및 질환이 있을 경우

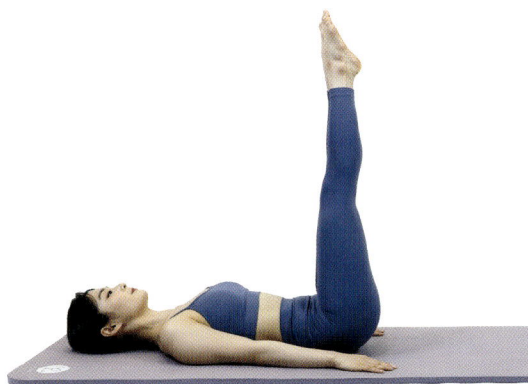 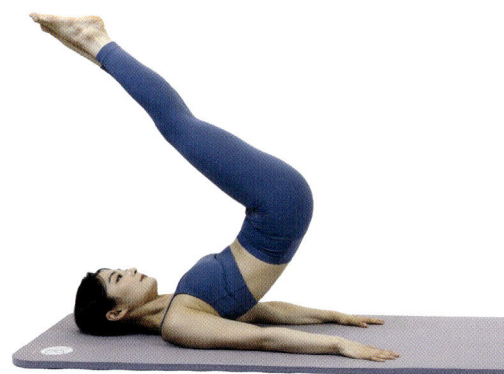

1. 누운 자세에서 고관절을 90°로 구부려주고 무릎과 발끝은 반듯하게 펴준다.
2. 손바닥으로 바닥을 눌러 주면서 들이마시는 호흡으로 허리를 바닥에서 올려준다.

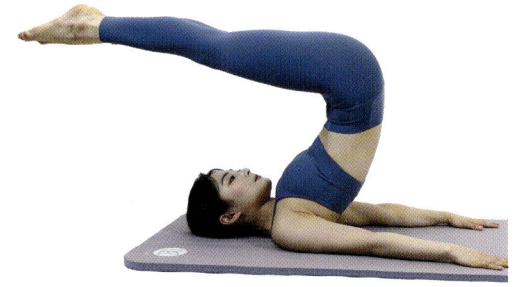 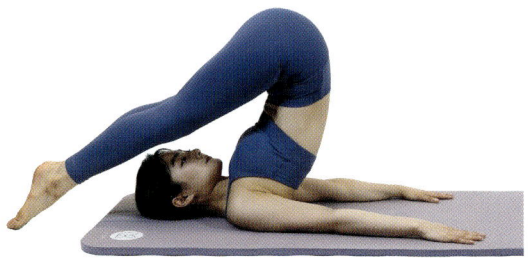

1. 다리가 머리 쪽으로 넘아갈 때 복횡근과 내, 외 복사근에 수축을 유지하면서 척추기립근의 이완도 동시에 느끼면서 진행한다.
2. 발끝이 머리 뒤쪽 바닥에 닿을 때까지 진행하며 이때 손바닥으로 바닥을 밀어주는 힘을 사용할 때 상완삼두근에 보조 수축까지 느끼면서 진행하며 천천히 제자리로 돌아오는 동작까지 진행한다.

롤 오버
Roll Over

 주동 / 메인 근육 [베이지] – 내복사근, 외복사근, 복횡근

 길항 / 과활성 근육 [레드] – 햄스트링, 비복근

 협력 / 비활성 근육 [블랙] – 상완삼두근

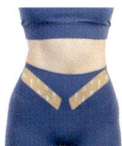
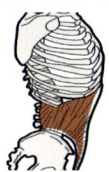

● **내복사근**
- 기시: 서혜인대 외측 절반,
  장골능 앞쪽 2/3
- 정지: 제 9~12 늑골의 늑연골, 백선
- 작용: 양쪽 작용 – 체간굴곡 /
  한쪽 작용 – 외측굴곡,
  같은쪽으로 체간회전

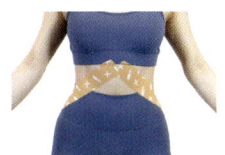
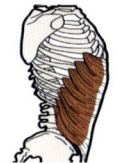

● **외복사근**
- 기시: 제 5~12 늑골
- 정지: 백선, 장골능 앞쪽 절반
- 작용: 양쪽 작용 – 체간 굴곡 /
  한쪽 작용 – 외측 굴곡,
  반대쪽으로 체간 회전

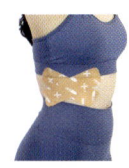
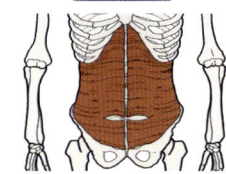

● **복횡근**
- 기시: 제 7~12 늑연골의 내면
  흉요건막, 장골능선,
  서혜인대
- 정지: 복건막, 백선, 치골
- 작용: 복압의 상승

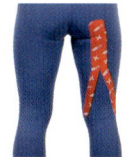
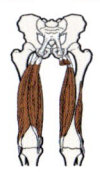

● **햄스트링**
- 기시: 장두–좌골결절
  단두–대퇴골 조선의 외순
- 정지: 비골두
- 작용: 장두–고관절 신전,
  슬관절 굴곡
  단두–슬관절 굴곡상태에서
  외회전

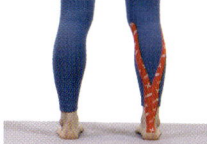
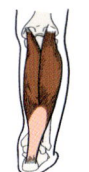

● **비복근**
- 기시: 내측두–대퇴골
  내측상과
  외측두–대퇴골
  외측상과
- 정지: 종골 (아킬레스건 연결)
- 작용: 족관절 족저 굴곡,
  슬관절 굴곡 보조

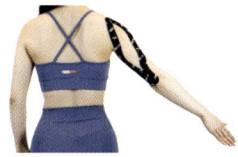
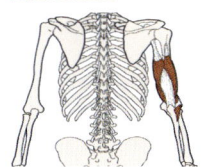

● **상완삼두근**
- 기시: 장두–견갑골의 상완와
  관절상결절
  단두–견갑골 오훼돌기
- 정지: 요골 조면
- 작용: 장두–주관절 굴곡, 전완회외
  단두–상완골 굴곡

롤 다운
Roll Down

- 롤 다운은 복근 강화와 코어 근육의 안정성으로 동시에 향상시키며 척추 분절과 C 커브를 정확히 수행하는 자세이다.
- 운동: 척추 스트레치, 복근 강화, 신체 조절 능력
- 주의: 허리 디스크 증상 및 질환이 있을 경우

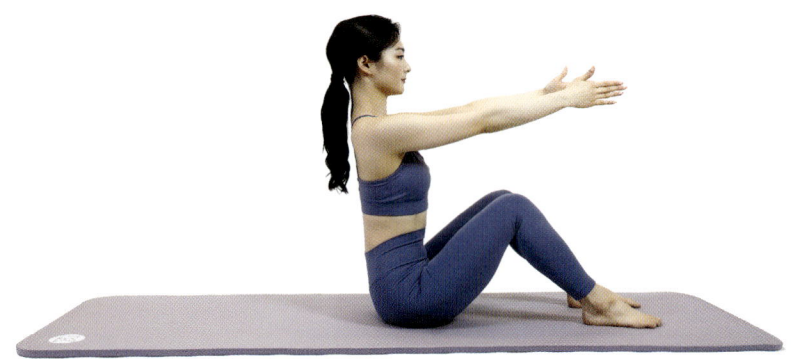

1. 바닥에 앉은 상태에서 무릎을 구부리고 양손은 앞으로 뻗어준 상태에서 준비한다.
2. 호흡을 들이마시면서 척추의 정렬을 바르게 세운다.

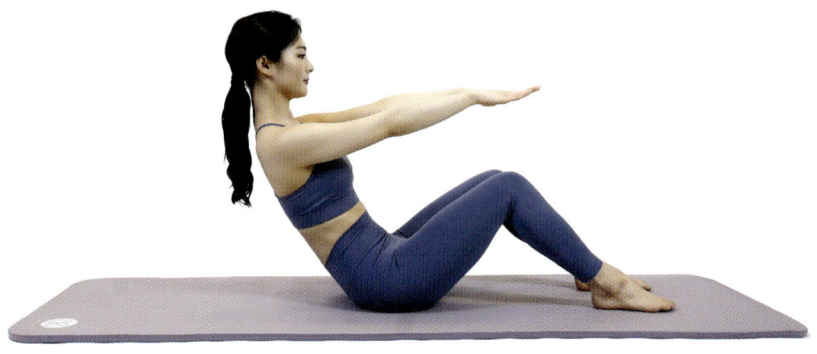

1. 양손은 수평은 유지하고 꼬리뼈, 골반, 허리 순서로 C자 모양으로 말아서 매트를 눌러준다.
2. 호흡을 내쉬면서 척추의 아래쪽부터 위쪽까지 분절시키면서 바닥까지 천천히 내려간다.

롤 다운
Roll Down

 주동 / 메인 근육 [베이지] – 내복사근, 외복사근, 복횡근

 길항 / 과활성 근육 [레드] – 흉쇄유돌근

 협력 / 비활성 근육 [블랙] – 하부승모근, 전거근

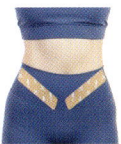

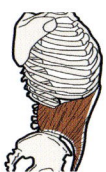

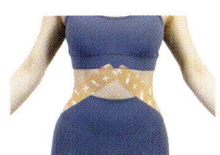

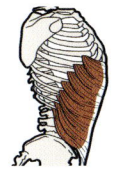

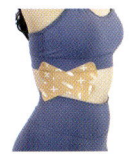

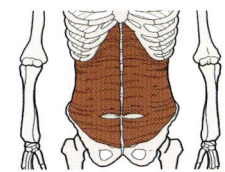

● **내복사근**
- 기시: 서혜인대 외측 절반, 장골능 앞쪽 2/3
- 정지: 제 9~12 늑골의 늑연골, 백선
- 작용: 양쪽 작용 – 체간굴곡 / 한쪽 작용 – 외측굴곡, 동측 체간회전

● **외복사근**
- 기시: 제 5~12 늑골
- 정지: 백선, 장골능 앞쪽 절반
- 작용: 양쪽 작용 – 체간 굴곡 / 한쪽 작용 – 외측 굴곡, 반대쪽으로 체간 회전

● **복횡근**
- 기시: 제 7~12 늑연골의 내면 흉요건막, 장골능선, 서혜인대
- 정지: 복건막, 백선, 치골
- 작용: 복압의 상승

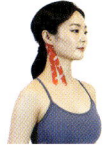

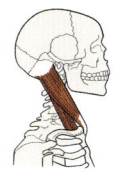

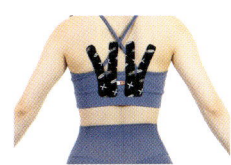

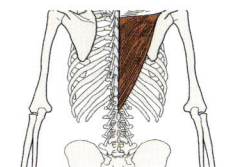

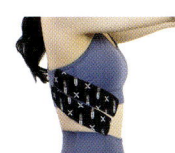

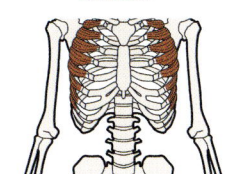

● **흉쇄유돌근**
- 기시: 흉골병, 쇄골 내측
- 정지: 유양돌기
- 기능: 양측 작용 – 목의 굴곡 / 편측 작용 – 외측 굴곡
- 증상: 거북목의 주범이며 두통까지 유발

● **하부승모근**
- 기시: 흉추(등뼈) 5-12번 T5-T12
- 정지: 견갑극근(어깨뼈가시뿌리) Root of Spine of Scapula
- 작용: 견갑골 하강(어깨뼈내림) Depression 상방회전 Upward Rotation

● **전거근**
- 기시: 늑골1-8번 바깥쪽
- 정지: 견갑골 척추연(내측연)
- 작용: 견갑골 전인, 상방회전, 흉벽에 견갑고정
- 증상: 약화될 확률이 높고 익상견갑골을 유발

레그 서클
Leg Circle

- 레그 서클 중 원 레그 서클(한 다리 돌리기)은 다리로 원을 그리는 동작으로 요추와 골반의 안정성을 높여주고 고관절의 가동성을 향상시킬 수 있는 자세이다.
- 운동: 복부 심부층 강화, 골반 안정성
- 주의: 고관절이 불편하거나 질환이 있을 경우

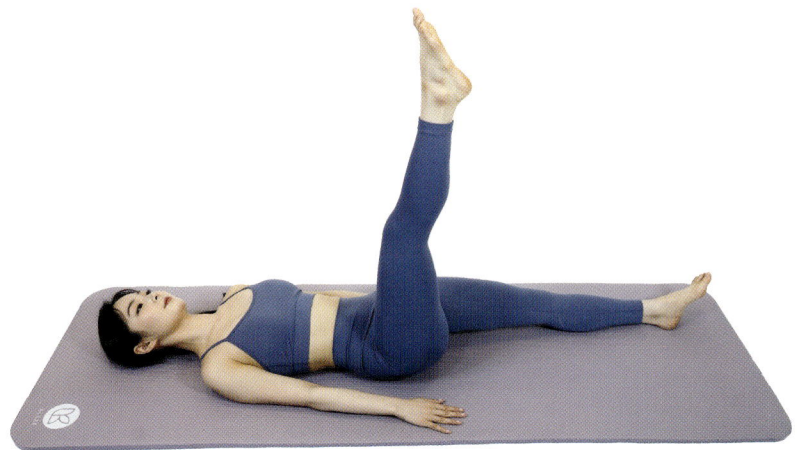

1. 바닥에 누운 상태에서 한쪽 다리의 구부린 상태에서 위쪽으로 쭉 뻗어준다.
2. 등과 함께 양손은 바닥에 밀착될 수 있도록 견고하게 고정시켜준다.

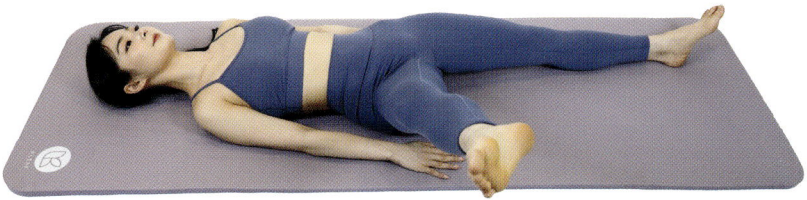

1. 뻗어준 다리를 바깥쪽으로 천천히 벌려준다.
2. 바깥쪽으로 벌려준 다리를 안쪽으로 모아주면서 다시 시작 자세로 돌아온다.

레그 서클
Leg Circle

 주동 / 메인 근육 [베이지] – 대퇴직근(Leg Reach), 내전근(AD), 대둔근(AB)

 길항 / 과활성 근육 [레드] – 햄스트링

 협력 / 비활성 근육 [블랙] – 내복사근, 외복사근, 복횡근

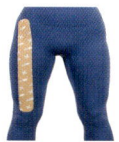
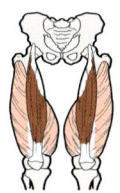

● 대퇴직근
- 기시: 전하장골근(AIIS)
- 정지: 경골 조면(슬개골 인대 연결)
- 작용: 고관절 굴곡, 슬관절 신전

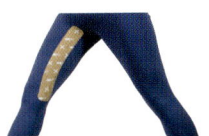
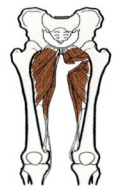

● 대내전근
- 기시: 전부섬유 – 치골지 /
  후부섬유 – 좌골 조면
- 정지: 대퇴골 후면 조선,
  대퇴골 내측 내전근 결절
- 작용: 고관절내전, 전부섬유–고관절 굴곡 보조,
  후부섬유–고관절 신전 보조

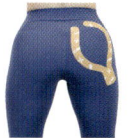
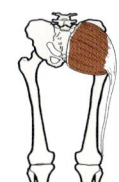

● 대둔근
- 기시: 천골 후면, 미골,
  장골 후면 (상둔선)
- 정지: 대퇴골 둔근조면, 장경인대
- 작용: 고관절 신전, 외회전

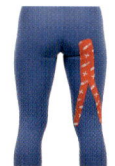
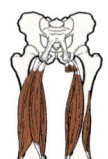

● 햄스트링
- 기시: 장두 –좌골결절
  단두–대퇴골 조선의 외순
- 정지: 비골두
- 작용: 장두–고관절 신전,
  슬관절 굴곡
  단두–슬관절
  굴곡상태에서 외회전

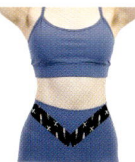
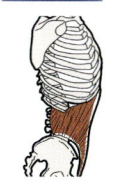

● 내복사근
- 기시: 서혜인대 외측 절반,
  장골능 앞쪽 2/3
- 정지: 제 9~12 늑골의 늑연골,
  백선
- 작용: 양쪽 작용–체간굴곡 한쪽
  작용–외측굴곡 동측
  체간회전

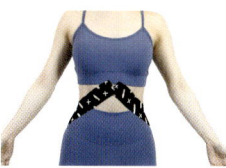
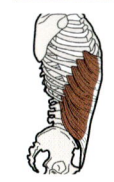

● 외복사근
- 기시: 제 5~12 늑골
- 정지: 백선, 장골능 앞쪽 절반
- 작용: 양쪽 작용–체간 굴곡
  한쪽 작용–외측 굴곡,
  반대쪽으로 체간 회전

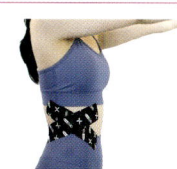
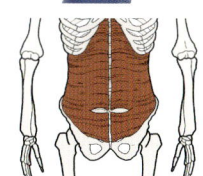

● 복횡근
- 기시: 제 7~12
  늑연골의 내면
  흉요건막, 장골능선,
  서혜인대
- 정지: 복건막, 백선, 치골
- 작용: 복압의 상승

스파인 트위스트
Spine Twist

- 스파인 트위스트는 코어 안정성과 척추의 회전 및 분절을 통해 골반 안정화에 도움을 주는 자세이다.
- 운동: 등 근육 이완 및 몸통 강화
- 주의: 허리 통증이 있을 경우

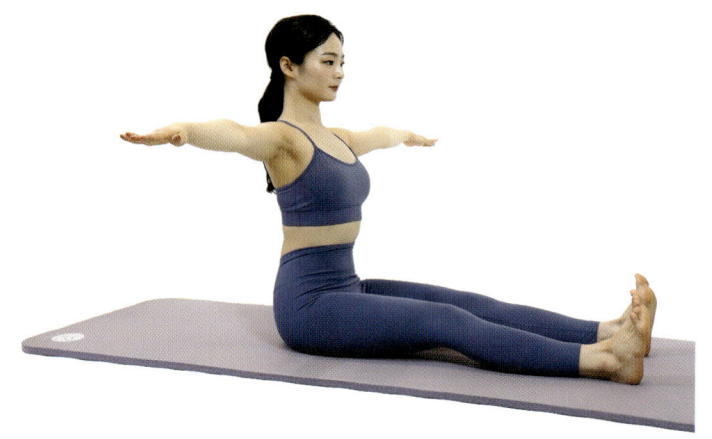

1. 허리와 등을 반듯하게 앉은 상태에서 양팔은 양옆으로 벌려주고 발끝은 끌어당긴 자세로 준비한다.
2. 호흡을 들이마시면서 엉덩이는 매트를 누르면서 상체를 들어 올리는 자세를 잡는다.

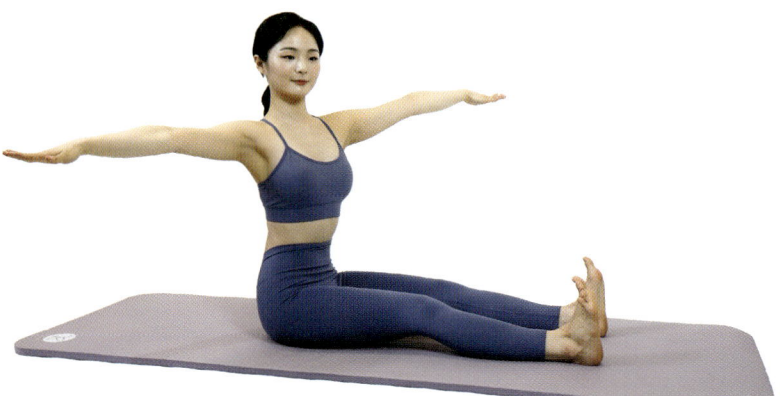

1. 호흡을 내쉬면서 엉덩이를 매트에 누르면서 상체부터 허리는 한쪽을 회전시킨다.
2. 다시 호흡을 들이마시면서 허리와 등, 발끝 모두 반듯하게 세워주고 준비 자세로 되돌아온다.

스파인 트위스트
Spine Twist

 주동 / 메인 근육 [베이지] – 내복사근, 척추기립근

 길항 / 과활성 근육 [레드] – 대퇴직근, 비복근

 협력 / 비활성 근육 [블랙] – 전경골근

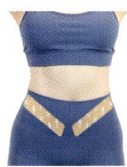

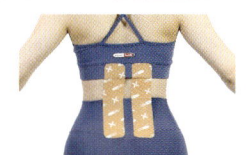

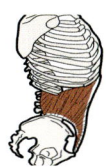

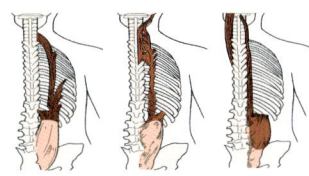

● 내복사근
- 기시: 서혜인대 외측 절반, 장골능 앞쪽 2/3
- 정지: 제 9~12 늑골의 늑연골, 백선
- 작용: 양쪽 작용 – 체간굴곡
  한쪽 작용 – 외측굴곡, 같은쪽으로 체간회전

● 척추기립근
- 기시: 극근–항인대, 경.흉추 극돌기
  최장근–흉요건막, 요.흉추 횡돌기
  장늑근–흉요건막, 늑골후부
- 정지: 극근–후두골, 경.흉추 극돌기 최장근–유양돌기, 경추 횡돌기
  장늑근–늑골 후부, 경추 횡돌기
- 작용: 양쪽 작용–척추의 신전 한쪽 작용–외측 굴곡

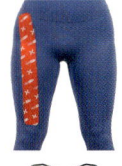

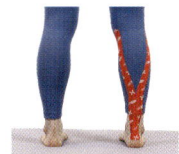

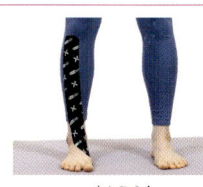

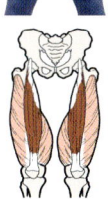

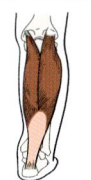

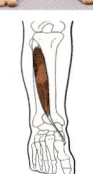

● 대퇴직근
- 기시: 전하장골근(AIIS)
- 정지: 경골 조면(슬개골 인대 연결)
- 작용: 고관절 굴곡, 슬관절 신전
- 증상: 무릎 통증 유발

● 비복근
- 기시: 내측두–대퇴골 내측상과 /
  외측두–대퇴골 외측상과
- 정지: 종골 (아킬레스건 연결)
- 작용: 족관절 족저 굴곡, 슬관절 굴곡 보조

● 전경골근
- 기시: 경골외과, 골간막, 비골전면
  상부 2/3
- 정지: 중족골 1번 기저부, 설상골 1번
- 작용: 발목의 배측굴곡, 발목의 내번

토 탭
Toe Tap

- 토탭은 하복부의 근육을 강화시켜 허리를 보호하는 기능을 가지고 있으며 한쪽 다리를 공중에 들어 올렸을 때 허리의 힘보다 하복부의 힘이 집중되어야 최고의 효과를 볼 수 있는 자세이다.
- 운동: 허리와 골반 강화 및 허리 안정화
- 주의: 다리를 내릴 때 허리 통증이 있을 경우

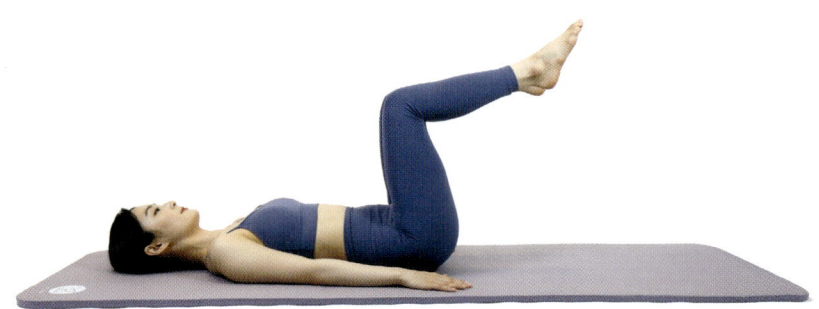

1. 매트에 반듯하게 누운 상태에서 고관절과 무릎관절을 구부린 상태에서 양손은 골반 양옆에 두어 준비한다.
2. 골반의 움직임을 느끼기 위해서 배꼽 아래쪽 부위를 양손으로 눌러 주면서도 진행한다.

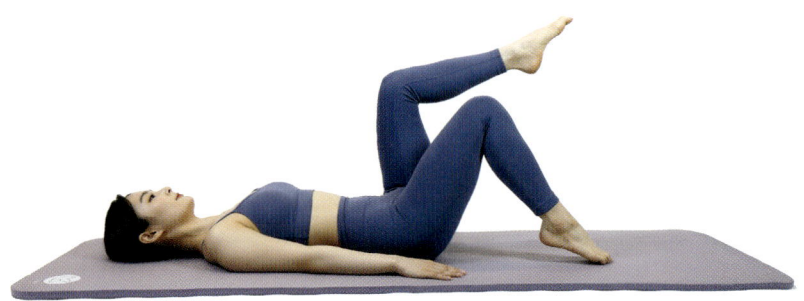

1. 한쪽 다리의 무릎관절은 구부린 상태에서 유지하면고 고관절만 펴주면서 발끝이 바닥에 가볍데 닿을 수 있도록 내려준다.
2. 이때 호흡을 내쉬면서 배꼽을 바닥 쪽으로 눌러주면서 다리를 가슴 쪽을 들어 올린다.

토 탭
Toe Tap

 주동 / 메인 근육 [베이지] – 내복사근, 외복사근, 비복근

 길항 / 과활성 근육 [레드] – 없음

 협력 / 비활성 근육 [블랙] – 대둔근

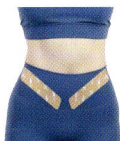

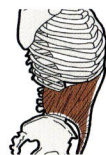

● **내복사근**
- 기시: 서혜인대 외측 절반, 장골능 앞쪽 2/3
- 정지: 제 9~12 늑골의 늑연골, 백선
- 작용: 양쪽 작용 – 체간굴곡
  한쪽 작용 – 외측굴곡, 동측체간회전

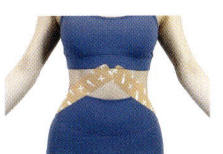

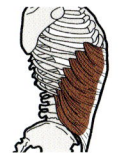

● **외복사근**
- 기시: 제 5~12 늑골
- 정지: 백선, 장골능 앞쪽 절반
- 작용: 양쪽작용 – 체간 굴곡
  한쪽작용 – 외측 굴곡,
  반대쪽으로 체간 회전

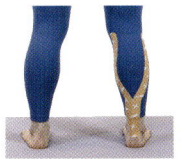

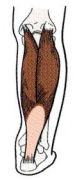

● **비복근**
- 기시: 내측두 – 대퇴골 내측상과
  외측두 – 대퇴골 외측상과
- 정지: 종골 (아킬레스건 연결)
- 작용: 족관절 족저 굴곡, 슬관절
  굴곡 보조

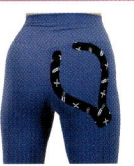

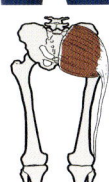

● **대둔근**
- 기시: 천골 후면, 미골, 장골
  후면 (상둔선)
- 정지: 대퇴골 둔근조면,
  장경인대
- 작용: 고관절 신전, 외회전

코크 스크루
Cork Screw

- 코크 스크루(나선 동작)는 Roll Up에 측면 운동을 더한 동작이며 양발로 원을 그리면서 상체, 양팔, 몸통은 고정된 자세를 유지하며 측면 유연성을 향상시킬 수가 있고 원이 크면 클수록 강도가 높아지는 자세이다.
- 운동: 몸의 균형 및 허리 근육 강화
- 주의: 허리 통증이 있을 경우

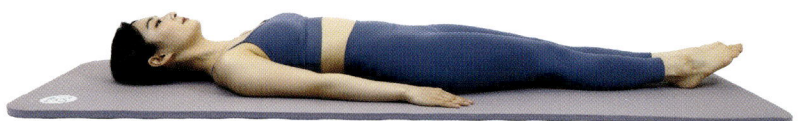

1. 매트에 양손과 양다리를 곧게 편 상태에서 발끝까지 쭉 펴준다.
2. 무릎 안쪽과 발뒤꿈치 안쪽은 떨어지지 않게 붙여준다.

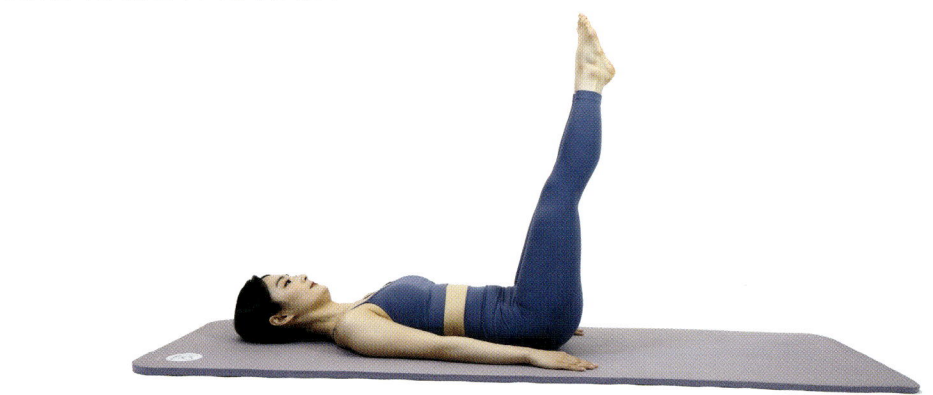

1. 호흡을 들이 마시고 내시는 동시에 양 다리를 들어 올려 준다.
2. 이때 배꼽은 바닥 아래쪽으로 눌러 주면서 끌어당겨준다.

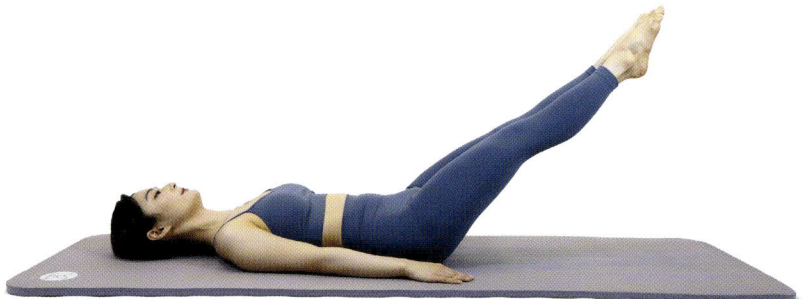

1. 모든 준비가 완성되면 양 다리를 한쪽 방향으로 큰 원을 그려준다.
2. 양 다리를 내릴 때는 호흡을 내쉬고 들어 올릴 때는 호흡을 들이마시면서 동작을 진행한다.

코크 스크루
Cork Screw

 주동 / 메인 근육 [베이지] – 내복사근, 외복사근, 복횡근, 대퇴직근, 내전근, 대둔근

 길항 / 과활성 근육 [레드] – 복직근

 협력 / 비활성 근육 [블랙] – 상완삼두근, 전거근

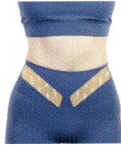
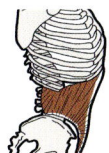

● 내복사근
- 기시: 서혜인대 외측 절반, 장골능 앞쪽 2/3
- 정지: 제 9~12 늑골의 늑연골, 백선
- 작용: 양쪽 작용 – 체간굴곡 / 한쪽 작용 – 외측굴곡, 동측 체간회전

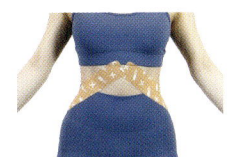
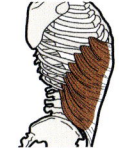

● 외복사근
- 기시: 제 5~12 늑골
- 정지: 백선, 장골능 앞쪽 절반
- 작용: 양쪽 작용 – 체간 굴곡 / 한쪽 작용 – 외측 굴곡, 반대쪽으로 체간회전

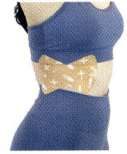
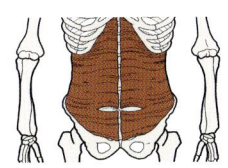

● 복횡근
- 기시: 제 7~12 늑연골의 내면 흉요건막, 장골능선, 서혜인대
- 정지: 복건막, 백선, 치골
- 작용: 복압의 상승

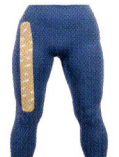
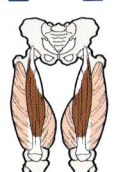

● 대퇴직근
- 기시: 전하장골근(AIIS)
- 정지: 경골 조면 (슬개골 인대 연결)
- 작용: 고관절 굴곡, 슬관절 신전

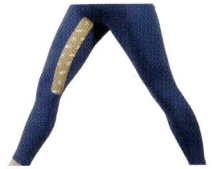
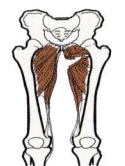

● 대내전근
- 기시: 전부섬유 – 치골지 후부섬유 – 좌골 조면
- 정지: 대퇴골 후면 조선, 대퇴골 내측 내전근 결절
- 작용: 고관절내전, 전부섬유 – 고관절 굴곡 보조 후부섬유 – 고관절 신전 보조

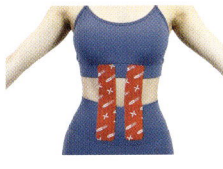
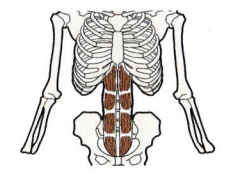

● 복직근
- 기시: 제 5~7 늑연골
- 정지: 치골능
- 작용: 체간굴곡
- 증상: 스포츠경기 수행력 높임

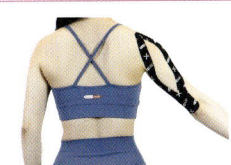
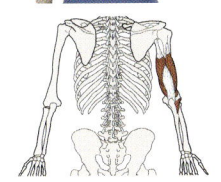

● 상완삼두근
- 기시: 장두 – 견갑골의 상완와 관절상결절 단두 – 견갑골 오훼돌기
- 정지: 요골 조면
- 작용: 장두 – 주관절 굴곡, 전완회외 단두 – 상완골 굴곡

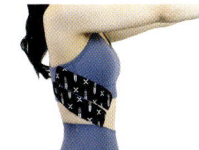
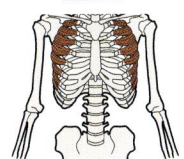

● 전거근
- 기시: 늑골1–8번 바깥쪽
- 정지: 견갑골 척추연(내측연)
- 작용: 견갑골 전인, 상방회전 흉벽에 견갑고정
- 증상: 약화될 확률이 높고 익상견갑골을 유발

쏘우
Saw

- 쏘우(톱질하기)는 상체를 밀며 비트는 동작으로 척추의 회전력과 햄스트링, 엉덩이, 등 근육을 스트레치를 하여 유연성을 향상시켜주는 자세이다.
- 운동: 상체의 가동성 향상
- 주의: 허리 통증과 좌골 신경통이 있을 경우

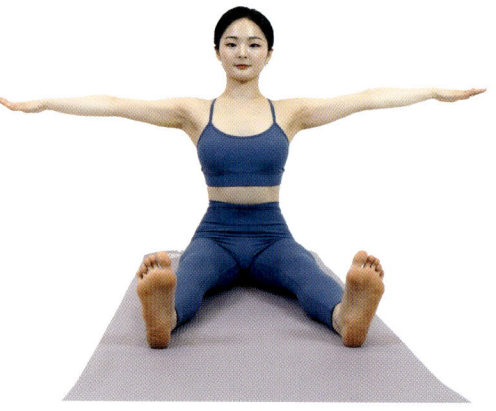

1. 양 발을 어깨보다 넓게 벌려준 상태에서 양손은 양옆으로 뻗은 자세에서 준비한다.

1. 호흡을 들이마시면서 허리와 등을 반듯하게 세운 상태에서 한쪽 방향을 상체를 회전시켜 준다.

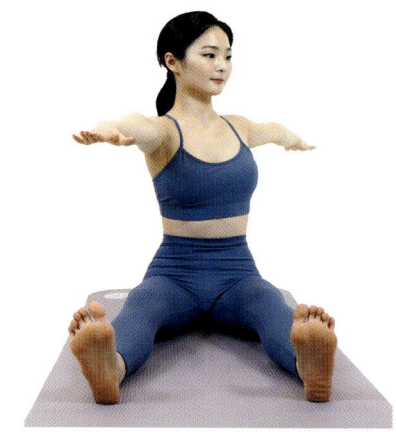

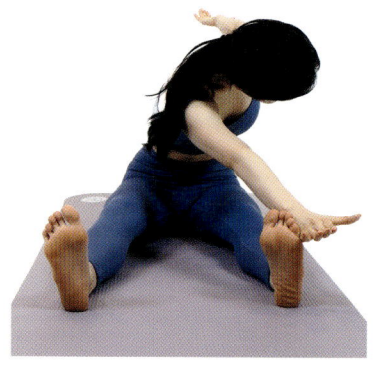

1. 호흡을 내쉬면서 손등을 반대쪽 발목 부위 방향으로 숙여주면서 진행한다.
2. 자세를 유지한 상태에서 다시 호흡을 들이마시고 배꼽을 위쪽 방향으로 끌어당겨 주면서 어깨 근육에 긴장을 풀어준다.

쏘우
Saw

 주동 / 메인 근육 [베이지] – 내복사근, 외복사근, 척추기립근,

 길항 / 과활성 근육 [레드] – 대퇴직근

 협력 / 비활성 근육 [블랙] – 하부승모근, 전거근

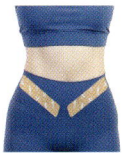

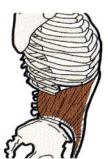

● 내복사근
- 기시: 서혜인대 외측 절반, 장골능 앞쪽 2/3
- 정지: 제 9~12 늑골의 늑연골, 백선
- 작용: 양쪽 작용–체간굴곡 / 한쪽 작용–외측굴곡, 동측 체간회전

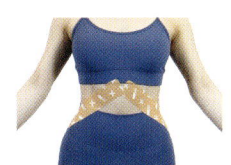

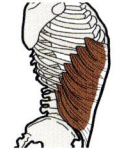

● 외복사근
- 기시: 제 5~12 늑골
- 정지: 백선, 장골능 앞쪽 절반
- 작용: 양쪽 작용–체간 굴곡 / 한쪽 작용–외측 굴곡, 반대쪽으로 체간 회전

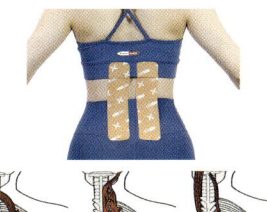

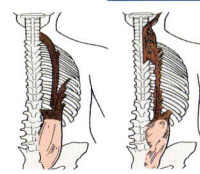

● 척추기립근
- 기시: 극근–항인대, 경.흉추 극돌기
  최장근–흉요건막, 요추 횡돌기
  장늑근–흉요건막, 늑골후부
- 정지: 극근–후두골, 경.흉추 극돌기
  최장근–유양돌기, 경추 횡돌기
  장늑근–늑골 후부, 경추 횡돌기
- 작용: 양쪽 작용–척추의 신전, 한쪽 작용–외측 굴곡

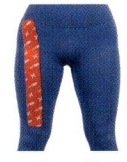

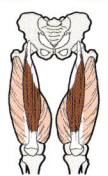

● 대퇴직근
- 기시: 전하장골근(AIIS)
- 정지: 경골 조면(슬개골 인대 연결)
- 작용: 고관절 굴곡, 슬관절 신전

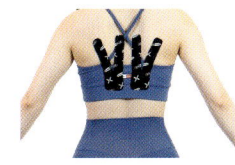

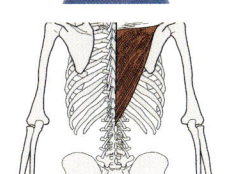

● 하부승모근
- 기시: 흉추(등뼈) 5-12번 T5-T12
- 정지: 견갑극근
- 작용: 견갑골 하강, 상방회전

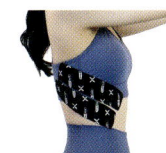

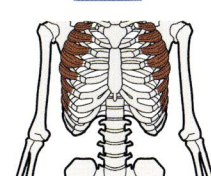

● 전거근
- 기시: 늑골1-8번 바깥쪽
- 정지: 견갑골 척추연(내측연)
- 작용: 견갑골 전인, 상방회전, 흉벽에 견갑고정
- 증상: 약화될 확률이 높고 익상견갑골을 유발

스완 다이브
Swan Dive

- 스완 다이브(백조 자세)은 뒤로 척추를 늘려 가슴과 복부의 근육을 열어주고 허리를 아치로 만들어 늘리는 것이 가장 중요하며 파워하우스를 잘 활용하여 상체를 들어 올리는 것이 중요한 자세이다.
- 운동: 허리디스크 스트레치 및 골반의 안정성
- 주의: 등, 허리 통증이 있을 경우

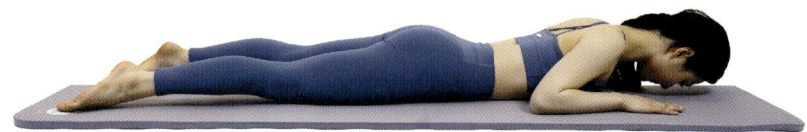

1. 바닥에 이마를 대고 반듯하게 엎드린 상태에서 팔꿈치를 구부리고 손바닥은 턱선 옆으로 둔다.
2. 들이마시는 호흡에 배꼽은 바닥에 눌러주면서 동시에 허리 근육도 바닥으로 눌러준다.

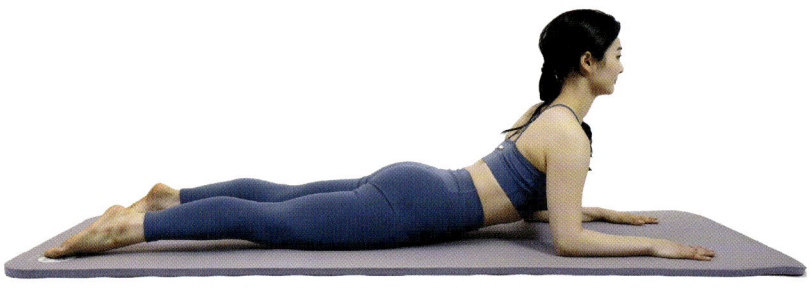

1. 내쉬는 호흡에 손바닥과 팔꿈치는 눌러주면서 상체를 천천히 일으켜 준다.
2. 일으킨 자세에서 골반이 바닥에서 떨어지지 않게 엉덩이에 힘을 주고 호흡을 들이마시면서 자세를 유지한다.
3. 들이 마시는 호흡에 다시 천천히 시작 자세로 돌아온다.

스완 다이브
Swan Dive

 주동 / 메인 근육 [베이지] – 전거근, 척추기립근(흉추)

 길항 / 과활성 근육 [레드] – 척추기립근(요추)

 협력 / 비활성 근육 [블랙] – 능형근, 상완삼두근

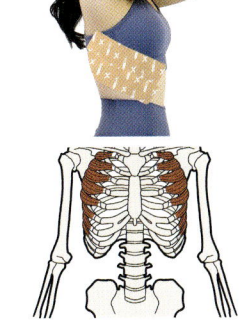

● 전거근
- 기시: 늑골1–8번 바깥쪽
- 정지: 견갑골 척추연(내측연)
- 작용: 견갑골 전인, 상방회전, 흉벽에 견갑고정
- 증상: 약화될 확률이 높고 익상견갑골을 유발

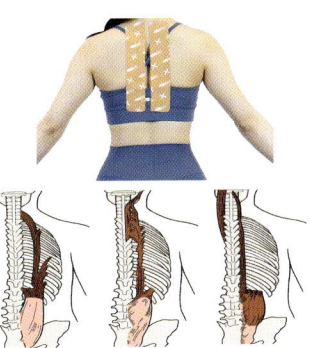

● 척추기립근_흉추
- 기시: 극근–항인대, 경.흉추 극돌기
  최장근–흉요건막, 요.흉추 횡돌기
  장늑근–흉요건막, 늑골후부
- 정지: 극근–후두골, 경.흉추 극돌기, 최장근–유양돌기, 경추 횡돌기
  장늑근–늑골 후부, 경추 횡돌기
- 작용: 양쪽 작용–척추의 신전, 한쪽 작용–외측 굴곡

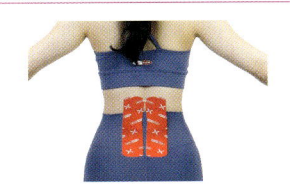
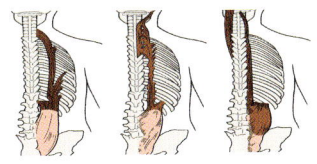

● 척추기립근_요추
- 기시: 극근–항인대, 경.흉추 극돌기
  최장근–흉요건막, 요.흉추 횡돌기
  장늑근–흉요건막, 늑골후부
- 정지: 극근–후두골, 경.흉추 극돌기
  최장근–유양돌기, 경추 횡돌기
  장늑근–늑골 후부, 경추 횡돌기
- 작용: 양쪽 작용–척추의 신전
  한쪽 작용–외측 굴곡

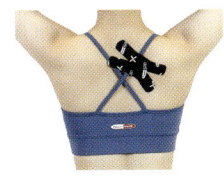
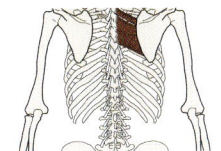

● 능형근
- 기시: 소능형근–경추 7번,
  흉추 1번 극돌기
  대능형근–흉추 2~5번 극돌기
- 정지: 소능형근–견갑극근
  대능형근–견갑극근 하각까지
  견갑골 척추연
- 작용: 견갑골 후인, 하방회전

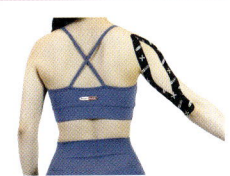
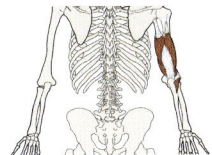

● 상완삼두근
- 기시: 장두–견갑골의 상완와관절상결절 /
  단두–견갑골 오훼돌기
- 정지: 요골 조면
- 작용: 주관절 굴곡, 전완회외 /
  단두 : 상완골 굴곡

메디컬 테이프와 필라테스의 만남 119

타이 스트레치
Thigh Stretch

- 타이 스트레치는 상체를 뒤로 젖히면서 발목과 허벅지 전면을 스트레치 하면서 복근을 조절하면 강화시키는 자세이다.
- 운동: 허벅지 전면 및 발목 스트레치
- 주의: 무릎 통증이 있을 경우

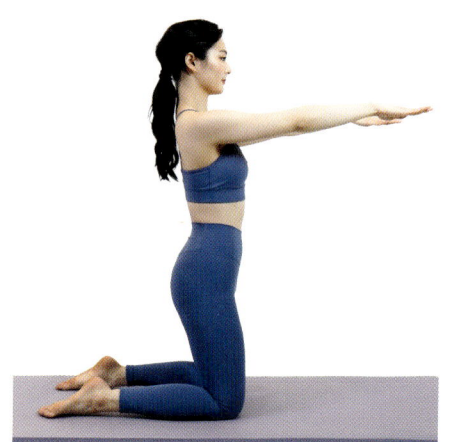

1. 무릎은 골반 너비로 벌리고 구부린 상태에서 양손을 앞으로 나란히 한 상태에서 준비한다.
2. 호흡을 들이마시면서 배꼽을 등 쪽으로 잡아당기면서 시작자세를 준비한다.

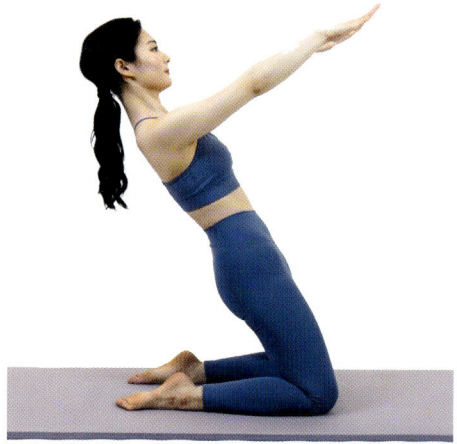

1. 호흡을 내쉬면서 상체를 뒤쪽으로 천천히 기울인다.
2. 이때 엉덩이만 뒤쪽으로 빠지지 않게 엉덩이 힘을 주고 발등에도 힘을 주면서 진행한다.
3. 무릎 위쪽부터 허벅지 전면에 스트레칭이 되는 느낌을 느끼면서 천천히 제자리로 되돌아온다.

타이 스트레치
Thigh Stretch

 주동 / 메인 근육 [베이지] – 대퇴직근, 복직근

 길항 / 과활성 근육 [레드] – 햄스트링

 협력 / 비활성 근육 [블랙] – 하부승모근, 전거근, 척추기립근, 대둔근

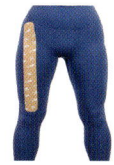
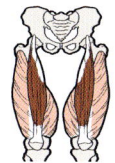

● **대퇴직근**
- 기시: 전하장골근(AIIS)
- 정지: 경골 조면(슬개골 인대 연결)
- 작용: 고관절 굴곡, 슬관절 신전

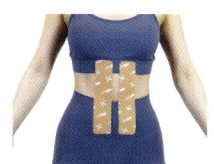
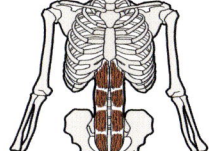

● **복직근**
- 기시: 제 5~7 늑연골
- 정지: 치골능
- 작용: 체간굴곡
- 증상: 스포츠경기 수행력 높임

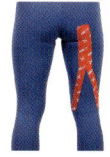
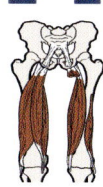

● **햄스트링**
- 기시: 장두 –좌골결절 /
  단두–대퇴골 조선의 외순
- 정지: 비골두
- 작용: 장두–고관절 신전, 슬관절 굴곡
  단두–슬관절 굴곡상태에서
  외회전

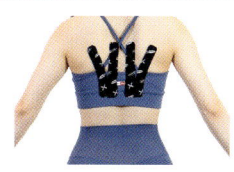
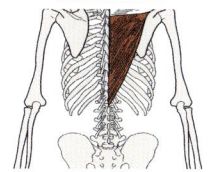

● **하부승모근**
- 기시: 흉추(등뼈) 5-12번
  T5-T12
- 정지: 견갑극근
- 작용: 견갑골 하강,
  상방회전

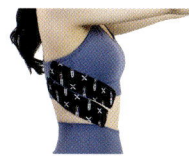
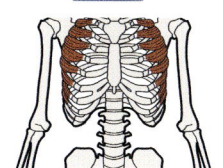

● **전거근**
- 기시: 늑골1-8번 바깥쪽
- 정지: 견갑골 척추연(내측연)
- 작용: 견갑골 전인, 상방회전,
  흉벽에 견갑고정
- 증상: 약화될 확률이 높고
  익상견갑골을 유발

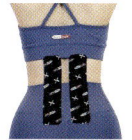
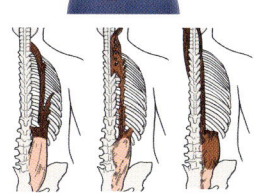

● **척추기립근**
- 기시: 극근–항인대, 경.흉추 극돌기
  최장근–흉요건막, 요흉추 횡돌기
  장늑근–흉요건막, 늑골후부
- 정지: 극근–후두골, 경.흉추 극돌기
  최장근–유양돌기, 경추 횡돌기
  장늑근–늑골 후부, 경추 횡돌기
- 작용: 양쪽 작용–척추의 신전
  한쪽 작용–외측 굴곡

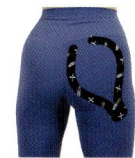
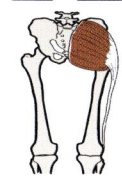

● **대둔근**
- 기시: 천골 후면, 미골,
  장골 후면 (상둔선)
- 정지: 대퇴골 둔근조면,
  장경인대
- 작용: 고관절 신전, 외회전

메디컬 테이프와 필라테스의 만남

싱글 스트레이트 레그 스트레치
Single Straight Leg Stretch

- 싱글 스트레이트 레그 스트레치(가위 자세)는 필라테스 자세 중 가장 유명한 동작 중 하나로서 복부와 허벅지 근육을 강화하고 필라테스의 기본 개념을 바탕으로 실시하는 자세이다.
- 운동: 하체의 가동성화 복부 근육 강화
- 주의: 단축된 햄스트링이 있을 경우

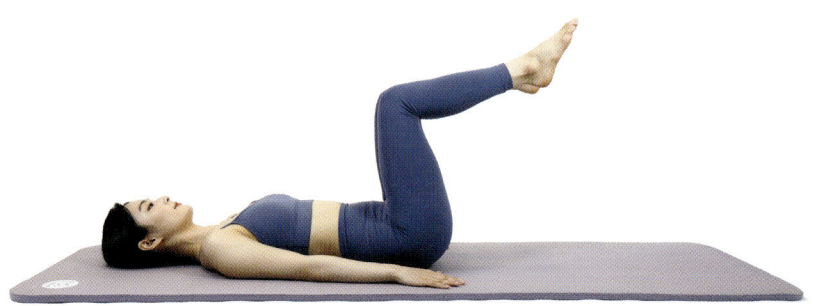

1. 매트에 반듯하게 누운 상태에서 고관절과 무릎관절을 구부린 동작을 준비한다.

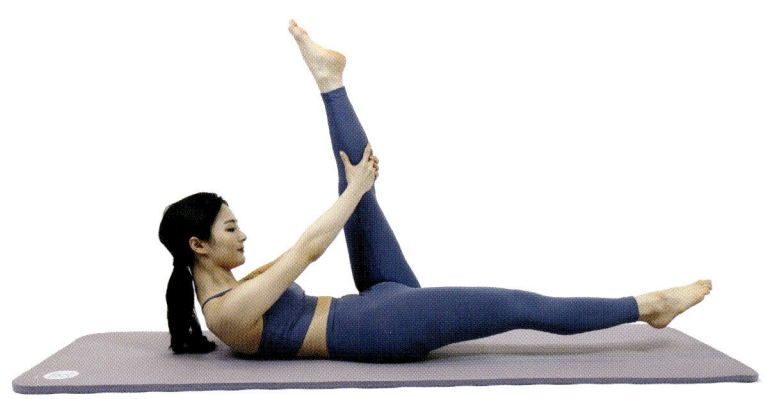

1. 호흡을 내쉬면서 머리와 어깨를 들어 올려주고 한쪽 다리는 곧게 뻗어주고 나머지 한쪽 다리는 바닥 쪽으로 내려준다.
2. 내려간 다리는 바닥에 닿기 전에 멈추어서 유지하고 들어 올린 다리의 기준으로 반대쪽 다리도 번갈아 가면서 천천히 진행한다.

싱글 스트레이트 레그 스트레치
Single Straight Leg Stretch

 주동 / 메인 근육 [베이지] – 내복사근, 외복사근, 복횡근, 대퇴직근, 전경골근

 길항 / 과활성 근육 [레드] – 흉쇄유돌근, 복직근

 협력 / 비활성 근육 [블랙] – 햄스트링(스트레치)

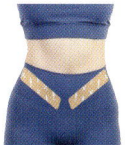
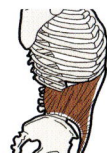

● **내복사근**
- 기시: 서혜인대 외측 절반, 장골능 앞쪽 2/3
- 정지: 제 9~12 늑골의 늑연골, 백선
- 작용: 양쪽 작용–체간굴곡
  한쪽 작용–외측굴곡,
  동측 체간회전

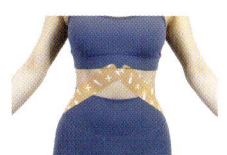
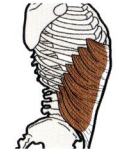

● **외복사근**
- 기시: 제 5~12 늑골
- 정지: 백선, 장골능 앞쪽 절반
- 작용: 양쪽 작용–체간 굴곡 /
  한쪽 작용–외측 굴곡,
  반대쪽으로 체간 회전

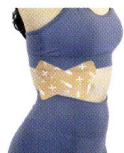
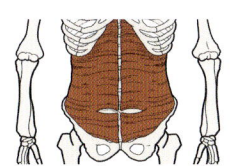

● **복횡근**
- 기시: 제 7~12 늑연골의 내면 흉요건막, 장골능선, 서혜인대
- 정지: 복건막, 백선, 치골
- 작용: 복압의 상승

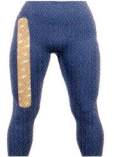
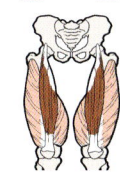

● **대퇴직근**
- 기시: 전하장골근(AIIS)
- 정지: 경골 조면
  (슬개골 인대 연결)
- 작용: 고관절 굴곡,
  슬관절 신전

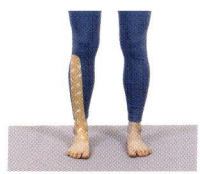
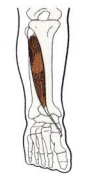

● **전경골근**
- 기시: 경골외과, 골간막, 비골전면 상부 2/3
- 정지: 중족골 1번 기저부, 설상골 1번
- 작용: 발목의 배측굴곡, 발목의 내번

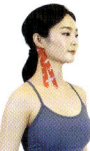
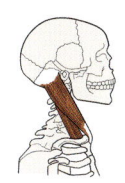

● **흉쇄유돌근**
- 기시: 흉골병, 쇄골 내측
- 정지: 유양돌기
- 기능: 양측 작용–목의 굴곡
  편측 작용–외측 굴곡
- 증상: 거북목의 주범이며 두통까지 유발

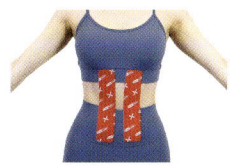
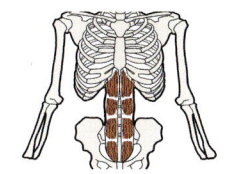

● **복직근**
- 기시: 제 5~7 늑연골
- 정지: 치골능
- 작용: 체간굴곡
- 증상: 스포츠경기 수행력 높임

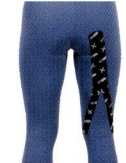
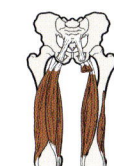

● **햄스트링**
- 기시: 장두–좌골결절
  단두–대퇴골 조선의 외순
- 정지: 비골두
- 작용: 장두–고관절 신전, 슬관절 굴곡
  단두–슬관절 굴곡 상태에서 외회전

티저
Teaser

- 티저(V 자세)는 필라테스에서 대표하는 복근 강화 동작으로 척추를 신장시키면서 파워하우스 근육과 척추 안정성을 높일 수 있는 자세이다.
- 운동: 척추 움직임에 대한 복부 근육 강화
- 주의: 허리 통증이 있을 경우

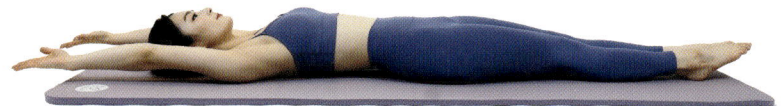

1. 매트에 반듯하게 누워주고 양손과 발끝을 쭉 뻗어준 상태에서 준비한다.

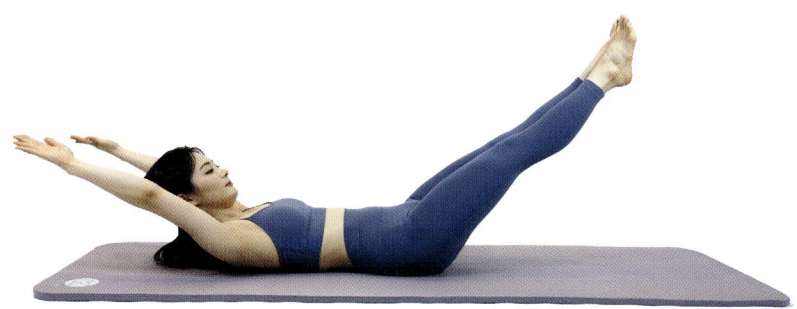

1. 양팔과 양 다리를 가볍게 들어 올린 상태에서 호흡을 들이마시면서 시작 자세는 준비한다.

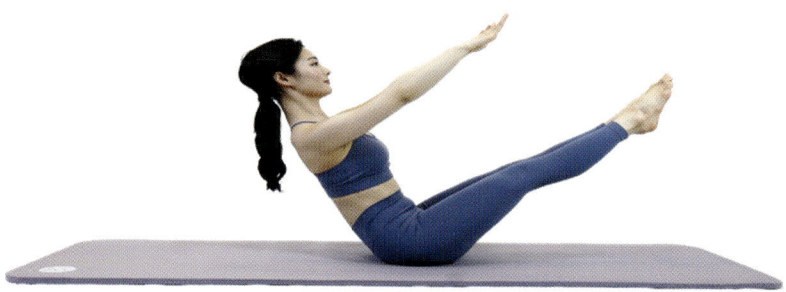

1. 호흡을 내쉬면서 상체를 말아 올리고 양다리 함께 들어 올리면서 수평을 유지한다.

티저
Teaser

 주동 / 메인 근육 [베이지] – 대퇴직근, 전경골근, 장요근

 길항 / 과활성 근육 [레드] – 햄스트링, 흉쇄유돌근

 협력 / 비활성 근육 [블랙] – 하부승모근, 전거근, 척추기립근

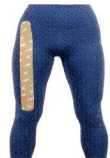
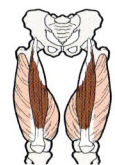

● **대퇴직근**
- 기시: 전하장골근(AIIS)
- 정지: 경골 조면(슬개골 인대 연결)
- 작용: 고관절 굴곡, 슬관절 신전

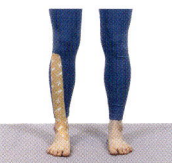
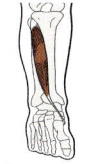

● **전경골근**
- 기시: 경골외과, 골간막, 비골전면 상부 2/3
- 정지: 중족골 1번 기저부, 설상골 1번
- 작용: 발목의 배측굴곡, 발목의 내번

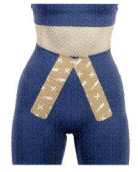
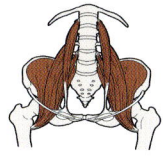

● **장요근**
- 기시: 흉추12, 요추1-3번의 횡돌기, 요추체, 추간판 전면 / 장골근 – 장골와 상부 2/3, 장골능, 장골와 전면
- 정지: 대퇴골의 소전자
- 작용: 대요근–대퇴골 굴곡, 하지 고정시 척추의 굴곡 장골근–대퇴의 굴곡, 고괄절 굴곡, 외전, 외회전

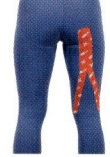
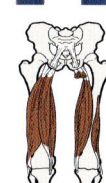

● **햄스트링**
- 기시: 장두 –좌골결절 / 단두–대퇴골 조선의 외순
- 정지: 비골두
- 작용: 장두–고관절 신전, 슬관절 굴곡 단두–슬관절 굴곡상태에서 외회전

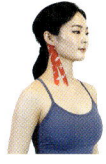
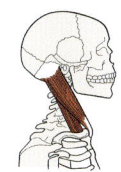

● **흉쇄유돌근**
- 기시 : 흉골병, 쇄골 내측
- 정지: 유양돌기
- 기능: 양측 작용–목의 굴곡 편측 작용–외측 굴곡
- 증상 : 거북목의 주범이며 두통까지 유발

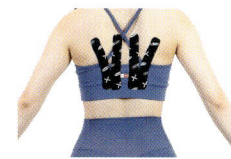
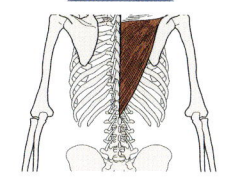

● **하부승모근**
- 기시: 흉추(등뼈) 5-12번 T5-T12
- 정지: 견갑극근
- 작용: 견갑골 하강, 상방회전

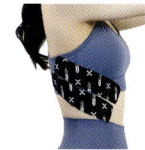
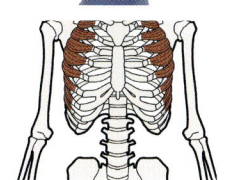

● **전거근**
- 기시: 늑골1-8번 바깥쪽
- 정지: 견갑골 척추연(내측연)
- 작용: 견갑골 전인, 상방회전, 흉벽에 견갑고정
- 증상: 약화될 확률이 높고 익상견갑골을 유발

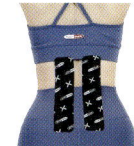
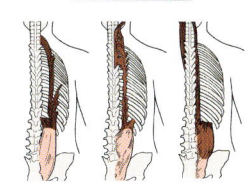

● **척추기립근**
- 기시: 극근—항인대, 경.흉추 극돌기 최장근—흉요건막, 요.흉추 횡돌기 장늑근—흉요건막, 늑골후부
- 정지: 극근—후두골, 경.흉추 극돌기 최장근—유양돌기, 경추 횡돌기 장늑근—늑골 후부, 경추 횡돌기
- 작용: 양쪽 작용–척추의 신전 한쪽 작용–외측 굴곡

사이드 레그 리프트
Side Leg Lift

- 사이드 레그 리프트(옆으로 누워서 양다리 들어 올리기)는 내복사근이 강화되어 엉덩이의 유연성이 향상되고 허벅지와 복근이 강화될 수 있는 자세이다.
- 운동: 복부 강화
- 주의: 목 질환 및 통증이 있을 경우

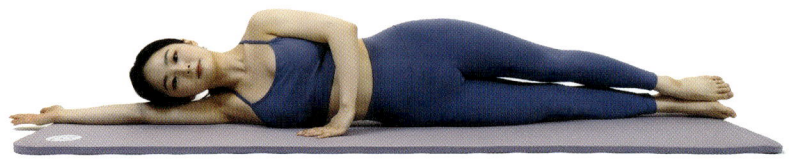

1. 매트에 옆으로 누운 자세에서 한 손을 쭉 뻗어주고 나머지 한 손을 구부려서 손바닥을 바닥에 딛고 양 다리는 쭉 뻗어준 상태에서 준비한다.

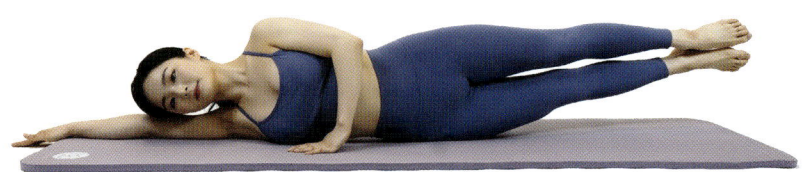

1. 호흡을 내쉬면서 양 다리를 위쪽으로 들어 올려 준다.
2. 이때 배꼽을 등 뒤쪽을 당겨주고 무릎 사이가 떨어지지 않도록 유지하면 진행한다.

사이드 레그 리프트
Side Leg Lift

 주동 / 메인 근육 [베이지] – 내복사근, 외복사근, 중둔근

 길항 / 과활성 근육 [레드] – 대퇴근막장근

 협력 / 비활성 근육 [블랙] – 내전근(아래쪽다리)

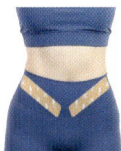
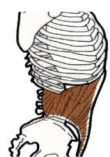

● **내복사근**
- 기시: 서혜인대 외측 절반, 장골능 앞쪽 2/3
- 정지: 제 9~12 늑골의 늑연골, 백선
- 작용: 양쪽 작용–체간굴곡 / 한쪽 작용–외측굴곡, 동측 체간회전

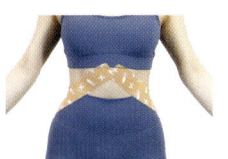
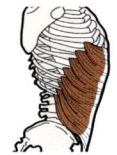

● **외복사근**
- 기시: 제 5~12 늑골
- 정지: 백선, 장골능 앞쪽 절반
- 작용: 양쪽 작용–체간 굴곡 / 한쪽 작용–외측 굴곡, 반대쪽으로 체간 회전

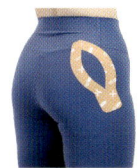
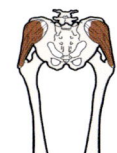

● **중둔근**
- 기시: 장골외측면 (상둔선과 중둔선 사이)
- 정지: 대퇴골 대전자
- 작용: 고관절 외전

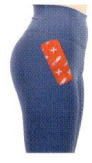
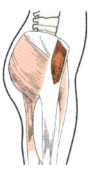

● **대퇴근막장근**
- 기시: 전상장골극(ASIS) 외측면
- 정지: 경골 외과
- 작용: 고관절 굴곡, 외전, 내회전

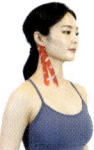
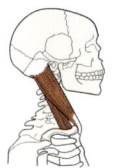

● **흉쇄유돌근**
- 기시: 흉골병, 쇄골 내측
- 정지: 유양돌기
- 기능: 양측 작용–목의 굴곡 / 편측 작용–외측 굴곡
- 증상: 거북목의 주범이며 두통까지 유발

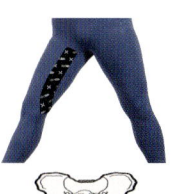
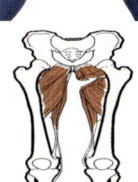

● **대내전근**
- 기시: 전부섬유–치골지 / 후부섬유–좌골 조면
- 정지: 대퇴골 후면 조선, 대퇴골 내측 내전근 결절
- 작용: 고관절내전, 전부섬유–고관절 굴곡 보조, 후부섬유–고관절 신전 보조

사이드 킥
Side Kick

- 사이드 킥(옆으로 누워서 다리 올리기)은 허벅지, 엉덩이, 코어 근육이 향상되는 자세이다.
- 운동: 하체 움직임 시 척추 안정화
- 주의: 목, 어깨의 손상과 부상이 있을 경우

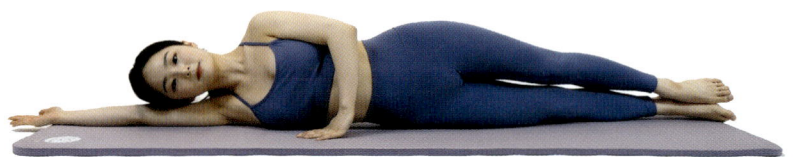

1. 매트에 옆으로 누운 자세에서 한 손을 쭉 뻗어주고 나머지 한 손을 구부려서 손바닥을 바닥에 딛고 양 다리는 쭉 뻗어준 상태에서 준비한다.

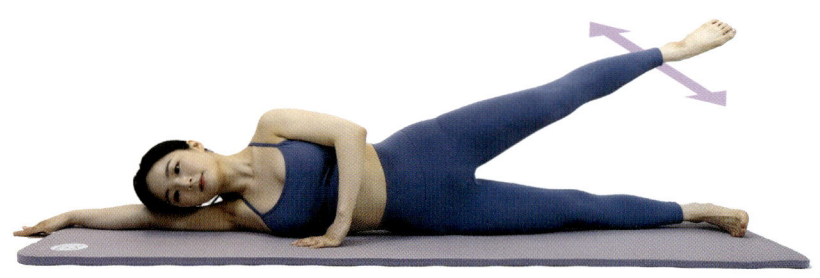

1. 호흡을 내쉬면서 한쪽 다리를 들어 올려주고 골반이 앞뒤 쪽으로 움직이지 않게 배꼽은 등 뒤쪽으로 잡아당겨주면서 엉덩이 힘을 주고 동작을 진행한다.

사이드 킥
Side Kick

 주동 / 메인 근육 [베이지] – 내복사근, 외복사근, 비복근

 길항 / 과활성 근육 [레드] – 대퇴근막장근

 협력 / 비활성 근육 [블랙] – 전경골근

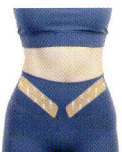
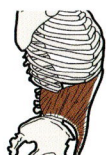

● **내복사근**
- 기시: 서혜인대 외측 절반, 장골능 앞쪽 2/3
- 정지: 제 9~12 늑골의 늑연골, 백선
- 작용: 양쪽 작용–체간굴곡 / 한쪽 작용–외측굴곡, 동측 체간회전

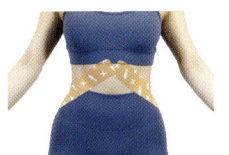
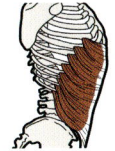

● **외복사근**
- 기시: 제 5~12 늑골
- 정지: 백선, 장골능 앞쪽 절반
- 작용: 양쪽 작용–체간 굴곡 / 한쪽 작용–외측 굴곡, 반대쪽으로 체간 회전

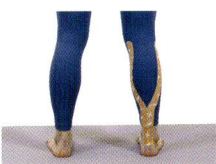
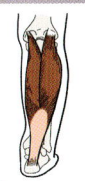

● **비복근**
- 기시: 내측두–대퇴골 내측상과 / 외측두–대퇴골 외측상과
- 정지: 종골 (아킬레스건 연결)
- 작용: 족관절 족저 굴곡, 슬관절 굴곡 보조

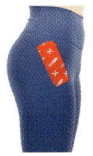
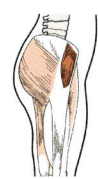

● **대퇴근막장근**
- 기시: 전상장골극(ASIS) 외측면
- 정지: 경골 외과
- 작용: 고관절 굴곡, 외전, 내회전

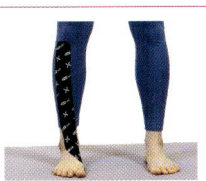
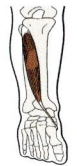

● **전경골근**
- 기시: 경골외과, 골간막, 비골전면 상부 2/3
- 정지: 중족골 1번 기저부, 설상골 1번
- 작용: 발목의 배측굴곡, 발목의 내번

푸쉬 업
Push Up

- 푸쉬 업(팔 굽혀 펴기)은 가슴, 팔, 다리 근육과 코어 근육을 향상시킬 수 있는 동작이며 움직임과 의식적인 호흡 등이 필라테스의 기본 개념을 모두 포함시킨 자세이다.
- 운동: 코어 강화, 견갑 안정화
- 주의: 어깨, 손목 질환과 허리 통증이 있을 경우

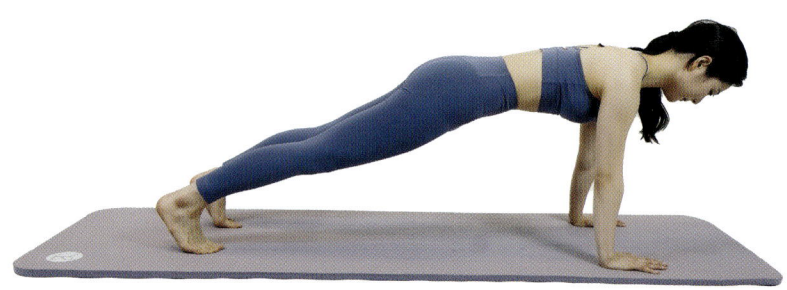

1. 매트에 양손을 딛고 엎드린 상태에서 양손은 어깨너비만큼 벌려주고 어깨와 손바닥이 수직이 될 수 있도록 한다.
2. 상체와 하체가 반듯한 일직선이 될 수 있도록 자세를 잡는다.

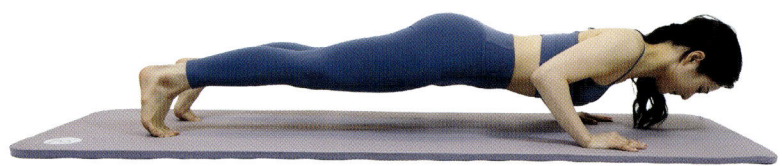

1. 호흡을 들이마시고 복부에 힘들 주면서 팔꿈치를 구부리면서 팔굽혀 펴기를 진행한다.

푸쉬 업
Push Up

 주동 / 메인 근육 [베이지] – 대흉근, 능형근

 길항 / 과활성 근육 [레드] – 복직근

 협력 / 비활성 근육 [블랙] – 대퇴직근, 대둔근

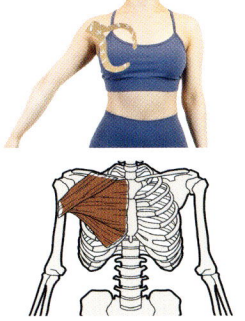

- **대흉근**
  - 기시: 쇄골지– 쇄골 내측 ½
    흉골지–흉골, 늑골지–제 2~7 늑연골
  - 정지: 상완골 이두근구 외측 순연
  - 작용: 상완골 내전, 내회전,
    수평내전 쇄골섬유:상완골굴곡

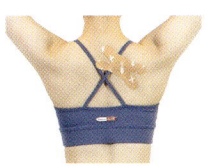
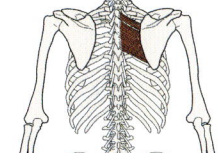

- **능형근**
  - 기시: 소능형근–경추 7번, 흉추 1번 극돌기
    대능형근–흉추 2~5번 극돌기
  - 정지: 소능형근–견갑극근
    대능형근–견갑극근 하각까지 견갑골
    척추연
  - 작용: 견갑골 후인, 하방회전

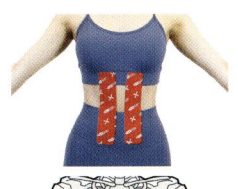
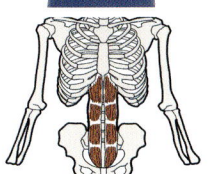

- **복직근**
  - 기시: 제 5~7 늑연골
  - 정지: 치골능
  - 작용: 체간굴곡
  - 증상: 스포츠경기
    수행력 높임

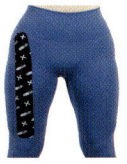
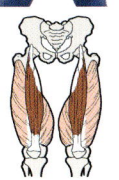

- **대퇴직근**
  - 기시: 전하장골근(AIIS)
  - 정지: 경골 조면(슬개인대를
    통해)
  - 작용: 고관절 굴곡, 슬관절
    신전

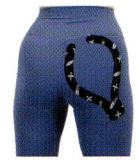
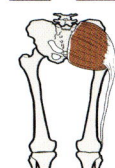

- **대둔근**
  - 기시: 천골 후면, 미골, 장골
    후면 (상둔선)
  - 정지: 대퇴골 둔근조면,
    장경인대
  - 작용: 고관절 신전, 외회전

메디컬 테이프와 필라테스의 만남

브릿지
Bridge

- 브릿지는 관절과 등 하부 쪽에 부담을 주지 않으면서 척추를 분절하면서 허리 근육을 강화 시켜주는 자세이다.
- 운동: 허리 근육 강화
- 주의: 허벅지와 엉덩이 힘보다 허리 힘이 과도하게 사용될 경우

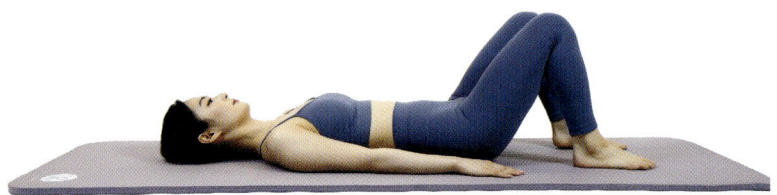

1. 매트에 반듯하게 누운 상태에서 무릎을 구부리고 골반과 척추는 중립으로 바로 누운 자세를 만든다.
2. 양손은 골반 너비만큼 몸통 옆에 가지런히 놓고 어깨는 안정화한 상태에서 호흡을 들이 마시면서 준비한다.

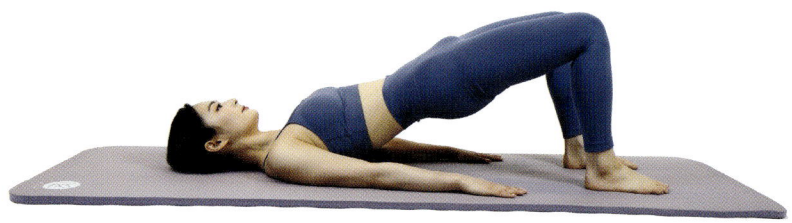

1. 호흡을 내쉬면서 골반의 중립을 유지하고 발바닥과 엉덩이에 힘을 주어 엉덩이를 위쪽으로 들어 올려 준다.
2. 가슴 상부를 무릎까지 일직선까지 될 수 있도록 하고 호흡을 들이마시면서 유지한다.

브릿지
Bridge

 주동 / 메인 근육 [베이지]–복횡근, 내외복사근, 대둔근, 척추기립근

 길항 / 과활성 근육 [레드]–복직근, 대퇴직근

 협력 / 비활성 근육 [블랙]–햄스트링, 상완삼두근

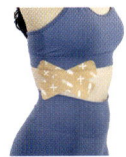
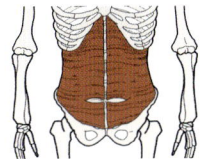

● **복횡근**
- 기시: 제 7~12 늑연골의 내면 흉요건막, 장골능선, 서혜인대
- 정지: 복건막, 백선, 치골
- 작용: 복압의 상승

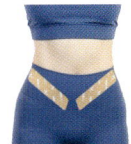
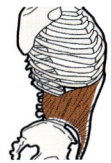

● **외복사근**
- 기시: 서혜인대, 장골능 앞쪽 2/3, 흉요부근막(등허리근막)
- 정지: 제 9~12늑연골, 백색선
- 작용: 양쪽 작용–체간굴곡 한쪽 작용–동측측굴, 동회전

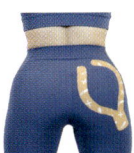
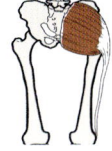

● **대둔근**
- 기시: 천골 후면, 미골, 장골 후면
- 정지: 대퇴골 둔근조면, 장경인대
- 작용: 고관절 신전, 외회전

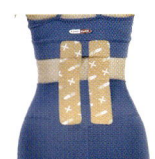
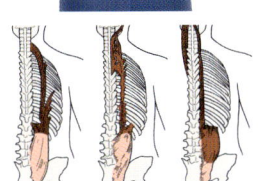

● **척추기립근**
- 기시: 극근–항인대, 경.흉추 극돌기 최장근–흉요건막, 요흉추 횡돌기 장늑근–흉요건막, 늑골후부
- 정지: 극근–후두골, 경.흉추 극돌기 최장근–유양돌기, 경추 횡돌기 장늑근–늑골 후부, 경추 횡돌기
- 작용: 양쪽 작용–척추의 신전 한쪽 작용–외측 굴곡

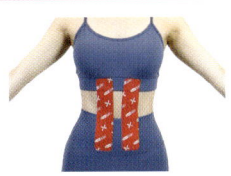
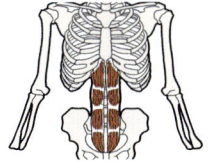

● **복직근**
- 기시: 제 5~7 늑연골
- 정지: 치골능
- 작용: 체간굴곡
- 증상: 스포츠경기 수행력 높임

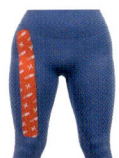
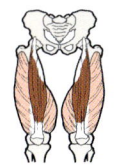

● **대퇴직근**
- 기시: 전하장골근(AIIS)
- 정지: 경골 조면 (슬개골 인대 연결)
- 작용: 고관절 굴곡, 슬관절 신전
- 증상: 무릎 통증 유발

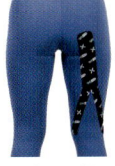
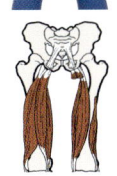

● **햄스트링**
- 기시: 장두–좌골결절 단두–대퇴골 조선의 외순
- 정지: 비골두
- 작용: 장두–고관절 신전, 슬관절 굴곡 단두–슬관절 굴곡 상태에서 외회전
- 증상: 좌식 생활 단축될 확률 높음

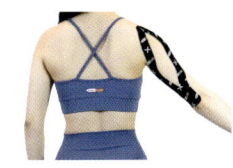
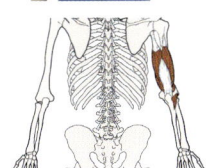

● **상완삼두근**
- 기시: 장두–좌골결절 단두–대퇴골 조선의 외순
- 정지: 비골두
- 작용: 장두–고관절신전, 슬관절굴곡 단두–슬관절 굴곡, 외회전
- 증상: 좌식 생활 단축될 확률 높음

힐 비트
Heel Beats

- 힐 비트(발뒤꿈치 부딪치기)는 엉덩이를 중심으로 몸 뒷부분 근육 전체와 뒤꿈치가 서로 닿을 때 허벅지 안쪽까지 강화 시켜주는 자세이다.
- 운동: 코어근육 강화
- 주의: 허리 통증이 있을 경우

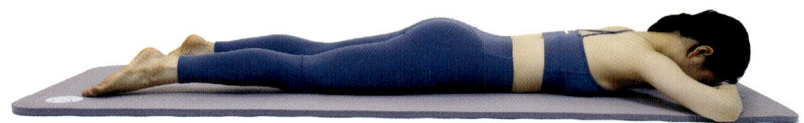

1. 매트에 앞으로 엎드려주고 손등을 이마에 받추어 엎드린 상태에서 허벅지 안쪽이 떨어지지 않게 힘을 준다.

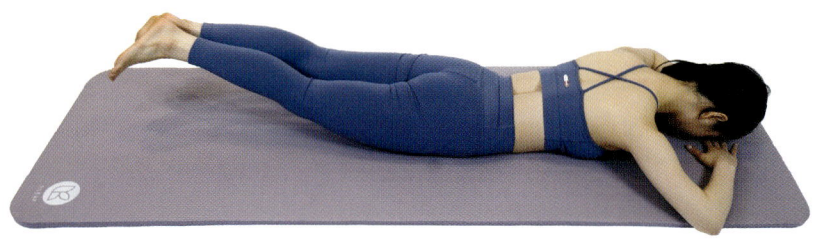

1. 무릎 사이와 발뒤꿈치가 떨어지지 않게 유지하면서 양 다리를 위쪽으로 들어 올려준다.

힐 비트
Heel Beats

 주동 / 메인 근육 [베이지] – 대둔근, 내전근, 비복근

 길항 / 과활성 근육 [레드] – 상부승모근(거상제한)

 협력 / 비활성 근육 [블랙] – 척추기립근

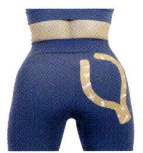

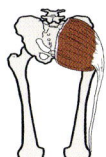

● **대둔근**
- 기시: 천골 후면, 미골, 장골 후면 (상둔선)
- 정지: 대퇴골 둔근조면, 장경인대
- 작용: 고관절 신전, 외회전

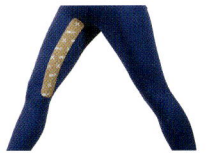

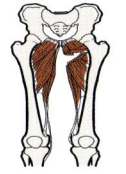

● **대내전근**
- 기시: 전부섬유 – 치골지 / 후부섬유 – 좌골 조면
- 정지: 대퇴골 후면 조선, 대퇴골 내측 내전근 결절
- 작용: 고관절내전, 전부섬유–고관절 굴곡 보조, 후부섬유–고관절 신전 보조

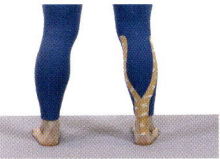

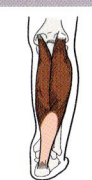

● **비복근**
- 기시: 내측두–대퇴골 내측상과 / 외측두–대퇴골 외측상과
- 정지: 종골 (아킬레스건 연결)
- 작용: 족관절 족저 굴곡, 슬관절 굴곡 보조

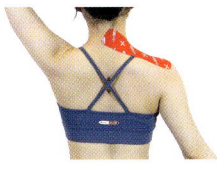

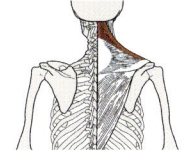

● **상부승모근**
- 기시: 후두골, 항인대 Ligamentum
- 정지: 쇄골외측, 견봉 Acromion
- 작용: 견갑골 거상 Elevation 겹갑골 상방회전

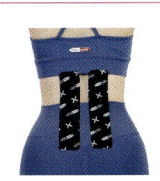

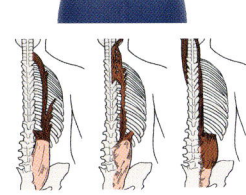

● **척추기립근**
- 기시: 극근–항인대, 경·흉추 극돌기 최장근–흉요건막, 요·흉추 횡돌기 장늑근–흉요건막, 늑골후부
- 정지: 극근–후두골, 경·흉추 극돌기 최장근–유양돌기, 경추 횡돌기 장늑근–늑골 후부, 경추 횡돌기
- 작용: 양쪽 작용–척추의 신전 한쪽 작용–외측 굴곡

싱글 레그 밸런스
Single Leg Balance

- 싱글 레그 밸런스(한 다리로 균형잡기)는 코어 근육의 중심으로 한쪽 다리를 전, 후, 측면 세 방향으로 하는 동작을 하게 되면 균형 감각이 좋아지는 자세이다.
- 운동: 발목 강화
- 주의: 발목 통증이 있을 경우

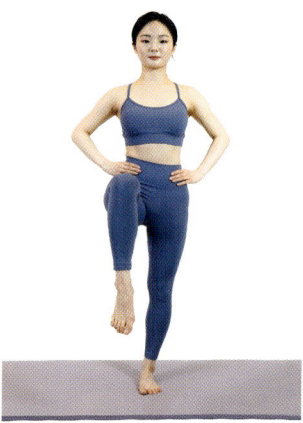

1. 골반 양옆에 손을 올려주고 한쪽 다리를 구부려서 들어 올려준다.
2. 이때 전체적인 척추 정렬을 유지하면서 진행해야 한다.

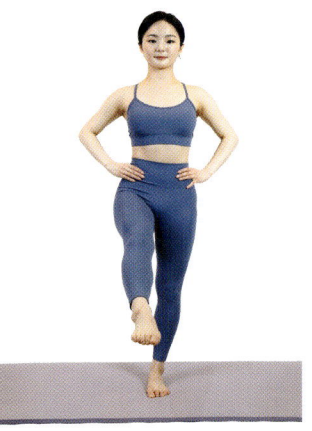

1. 호흡을 내쉬면서 무릎을 앞쪽으로 쭉 뻗어주고 구부리는 자세를 반복한다.

1. 호흡을 내쉬면서 무릎을 옆쪽으로 쭉 뻗어주고 내려주는 자세를 반복한다.

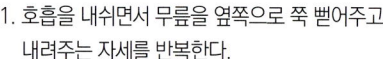
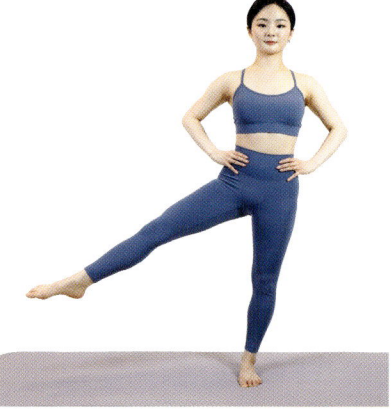

싱글 레그 밸런스
Single Leg Balance

 주동 / 메인 근육 [베이지] – 중둔근

 길항 / 과활성 근육 [레드] – 요방형근, 대퇴근막장근

 협력 / 비활성 근육 [블랙] – 발목안정화(지지층)

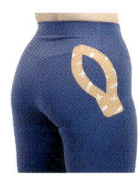

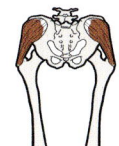

● 중둔근
- 기시: 장골외측면
  (상둔선과 중둔선 사이)
- 정지: 대퇴골 대전자
- 작용: 고관절 외전

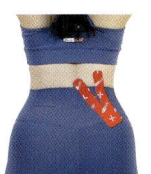

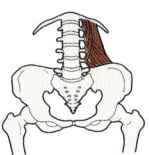

● 요방형근
- 기시: 장골능
- 정지: 제12늑골, 요추 횡돌기
- 작용: 체간 측방굴곡, 골반 거상

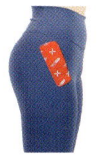

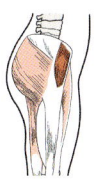

● 대퇴근막장근
- 기시: 전상장골극(ASIS) 외측면
- 정지: 경골 외과
- 작용: 고관절 굴곡, 외전, 내회전

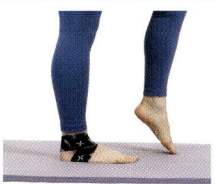

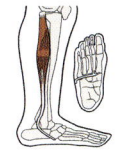

● 장비골근
- 기시: 비골두, 비골 외측면 (상 2/3)
- 정지: 제1 설상골 (저측면), 제1 중족골 기저부
- 작용: 발목 외반, 족저굴곡 보조

컬 업
Curl Up

- 컬 업은 코어 근육 중 상복부에 집중적으로 근력을 향상시킬 수 있는 자세이다.
- 운동: 복부 근육 강화 및 코어근육 안정화
- 주의: 목 통증 및 질환이 있을 경우

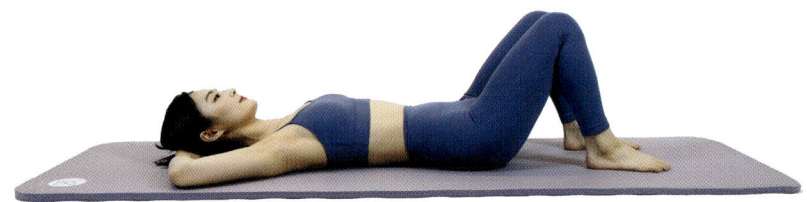

1. 매트에 양쪽 무릎을 구부린 상태에서 양손은 머리 뒤로 받쳐준다.
2. 호흡을 들이마시면서 시작 자세를 준비한다.

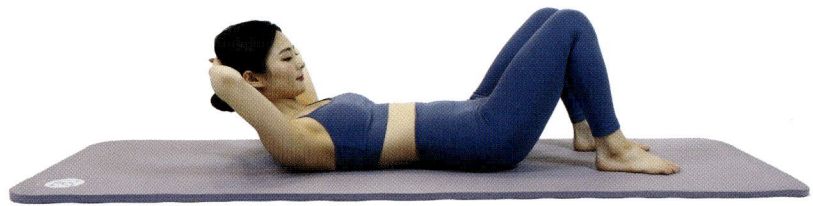

1. 호흡을 내쉬면서 머리와 등 상부를 들어 올리면서 척추를 하나씩 분리하면서 일으킨다는 느낌으로 상체를 일으킨다.

컬 업
Curl Up

 주동 / 메인 근육 [베이지] – 내복사근, 외복사근, 복횡근

 길항 / 과활성 근육 [레드] – 흉쇄유돌근

 협력 / 비활성 근육 [블랙] – 전거근

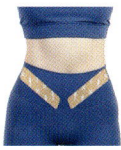

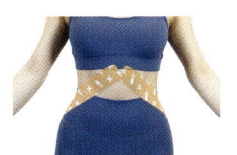

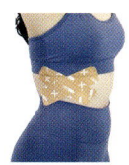

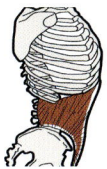

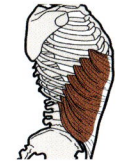

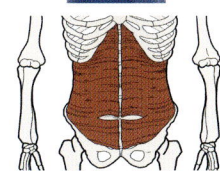

● **내복사근**
- 기시: 서혜인대 외측 절반, 장골능 앞쪽 2/3
  정지: 제 9~12 늑골의 늑연골, 백선
- 작용: 양쪽 작용 – 체간굴곡 /
  한쪽 작용 – 외측굴곡, 동측 체간회전

● **외복사근**
- 기시: 제 5~12 늑골
- 정지: 백선, 장골능 앞쪽 절반
- 작용: 양쪽 작용 – 체간 굴곡 /
  한쪽 작용 – 외측 굴곡,
  반대쪽으로 체간 회전

● **복횡근**
- 기시: 제 7~12 늑연골의 내면 흉요건막, 장골능선, 서혜인대
- 정지: 복건막, 백선, 치골
- 작용: 복압의 상승

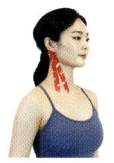

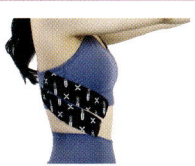

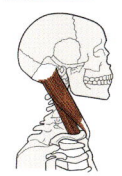

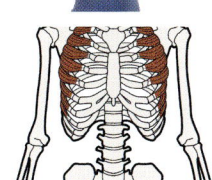

● **흉쇄유돌근**
- 기시 : 흉골병, 쇄골 내측
- 정지 : 유양돌기
- 기능 : 양측 작용 – 목의 굴곡 /
  편측 작용 – 외측 굴곡
- 증상 : 거북목의 주범이며 두통까지 유발

● **전거근**
- 기시: 늑골 1~8번 바깥쪽
- 정지: 견갑골 척추연(내측연)
- 작용: 견갑골 전인, 상방회전, 흉벽에 견갑고정
- 증상: 약화될 확률이 높고 익상견갑골을 유발

싱글 레그 드롭
Single Leg Drop

- 싱글 레그 드롭(한쪽 다리 내리기)은 코어근육을 집중적으로 사용하면서 복근을 강화 시킬 수 있는 자세이다.
- 운동: 코어 및 복부 근육 강화
- 주의: 허리 통증 및 질환이 있을 경우

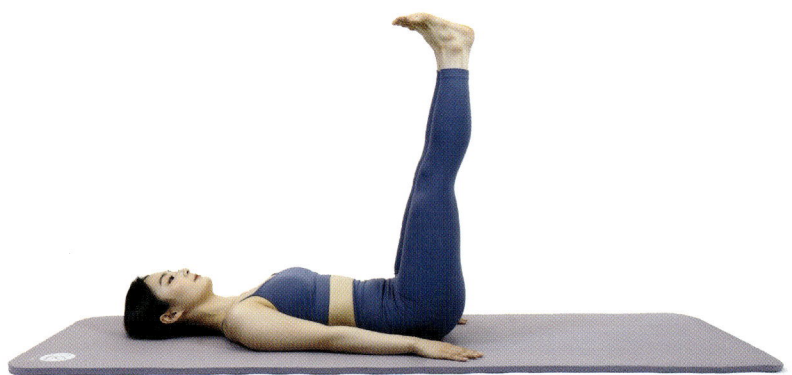

1. 매트에 반듯하게 누운 상태에서 양다리를 들어 올려주고 양손은 바닥에 위치한다.
2. 호흡을 들이마시면서 시작 자세를 준비한다.

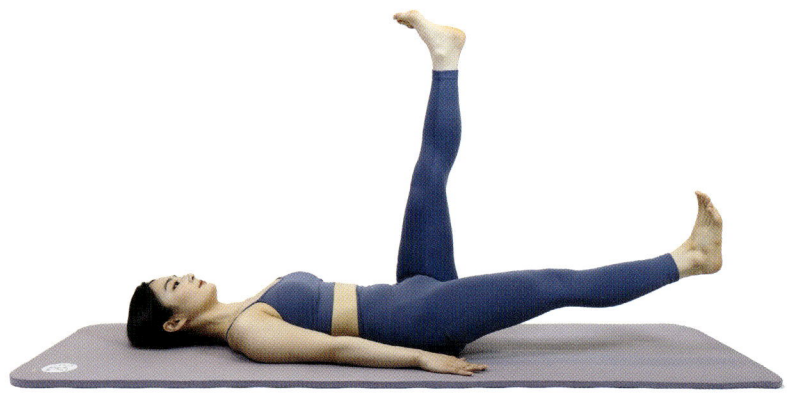

1. 발끝은 끌어당기면서 한쪽 다리를 천천히 내린 상태에서 호흡을 내쉬면서 다시 준비 자세로 돌아오면서 반대쪽 다리를 진행한다.

싱글 레그 드롭
Single Leg Drop

 주동 / 메인 근육 [베이지] – 대퇴직근(Leg Reach), 장요근

 길항 / 과활성 근육 [레드] – 척추기립근, 복직근

 협력 / 비활성 근육 [블랙] – 비복근

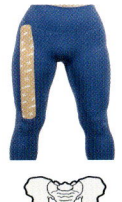
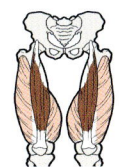

● 대퇴직근
- 기시: 전하장골근(AIIS)
- 정지: 경골 조면(슬개골 인대 연결)
- 작용: 고관절 굴곡, 슬관절 신전

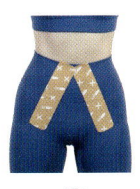
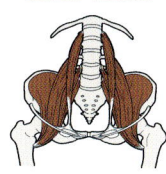

● 장요근
- 기시: 흉추12, 요추1-3번의 횡돌기,
  요추체, 추간판 전면 /
  장골근 – 장골와 상부 2/3, 장골능, 장골와 전면
- 정지: 대퇴골의 소전자
- 작용: 대요근–대퇴골 굴곡, 하지 고정시 척추의 굴곡
  장골근–대퇴의 굴곡, 고괄절 굴곡,
  외전, 외회전

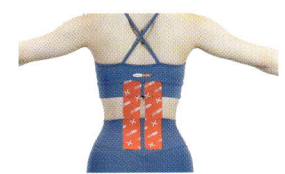
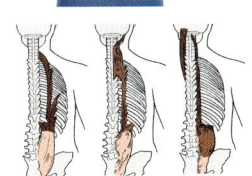

● 척추기립근
- 기시: 극근–항인대, 경.흉추 극돌기
  최장근–흉요건막, 요추 횡돌기
  장늑근–흉요건막, 늑골후부
- 정지: 극근–후두골, 경.흉추 극돌기
  최장근–유양돌기, 경추 횡돌기
  장늑근–늑골 후부, 경추 횡돌기
- 작용: 양쪽 작용–척추의 신전, 한쪽 작용–외측 굴곡

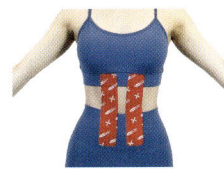
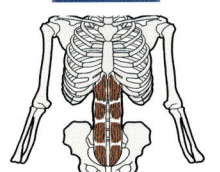

● 복직근
- 기시: 제 5~7 늑연골
- 정지: 치골능
- 작용: 체간굴곡
- 증상: 스포츠경기
  수행력 높임

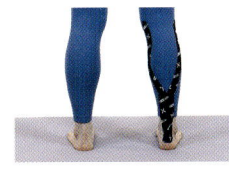
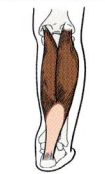

● 비복근
- 기시: 내측두–대퇴골
  내측상과
  외측두–대퇴골
  외측상과
- 정지: 종골 (아킬레스건 연결)
- 작용: 족관절 족저 굴곡,
  슬관절 굴곡 보조

메디컬 테이프와 필라테스의 만남

레그 풀 백
Leg Pull Back

- 레그 풀 백은 리버스 플랭크라고도 하며 좌식성 생활이 많아지면서 후면 부는 약해져 있기 때문에 후면 부위를 강하게 만들어 줄 수 있는 자세이다.
- 운동: 팔, 다리 근육강화 및 코어 안정성
- 주의: 손목, 어깨, 고관절 통증 및 질환이 있을 경우

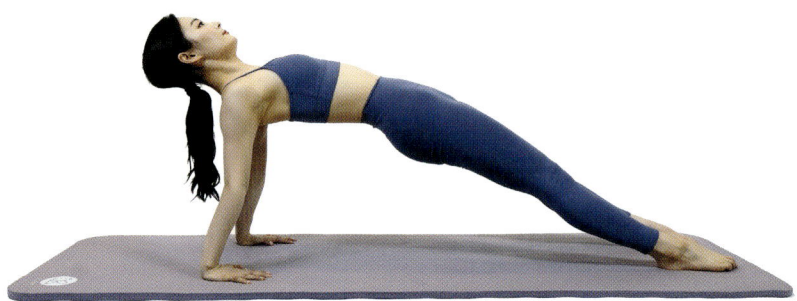

1. 제자리에 앉은 상태에서 양 손바닥은 바닥에 두고 양 다리를 쭉 뻗어준다.
2. 발바닥을 바닥에 눌러주면서 엉덩이를 위쪽으로 들어 올려 준다.
3. 골반을 고정하고 호흡을 하면서 다시 제자리로 내려온다.

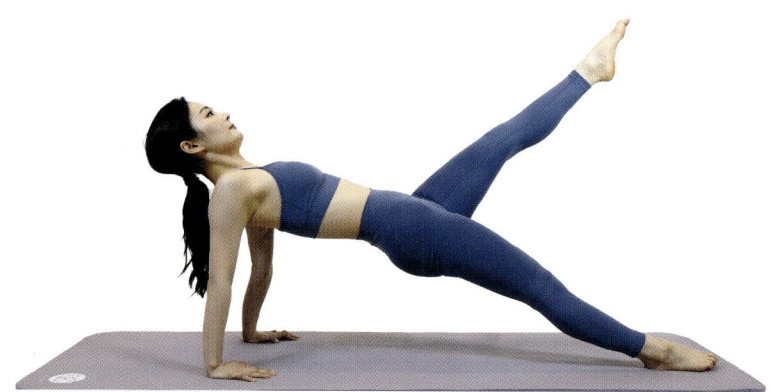

1. 이전 자세가 완성되었다면 엉덩이를 들어 올린 상태에서 한쪽 다리를 위쪽을 한번 들어 올린다.
2. 가슴과 골반 위치의 정렬을 유지하면서 올렸던 다리를 내리고 반대쪽 다리도 천천히 들어 올린다.

레그 풀 백
Leg Pull Back

 주동 / 메인 근육 [베이지] – 내복사근, 외복사근, 상완삼두근, 대퇴직근

 길항 / 과활성 근육 [레드] – 척추기립근, 복직근

 협력 / 비활성 근육 [블랙] – 하부승모근, 전거근

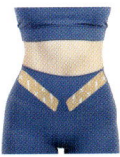
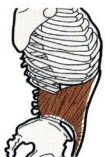

● **내복사근**
- 기시: 서혜인대 외측 절반, 장골능 앞쪽 2/3
  정지: 제 9~12 늑골의 늑연골, 백선
- 작용: 양쪽 작용 – 체간굴곡 / 한쪽 작용 – 외측굴곡, 동측 체간회전

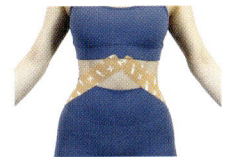
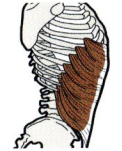

● **외복사근**
- 기시: 제 5~12 늑골
- 정지: 백선, 장골능 앞쪽 절반
- 작용: 양쪽 작용 – 체간 굴곡 / 한쪽 작용 – 외측 굴곡, 반대쪽으로 체간 회전

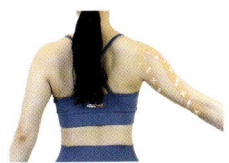
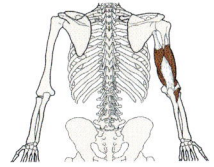

● **상완삼두근**
- 기시: 장두 – 견갑골의 상완와 관절상결절
  단두 – 견갑골 오훼돌기
- 정지: 요골 조면
- 작용: 장두 – 주관절 굴곡, 전완회외
  단두 – 상완골 굴곡

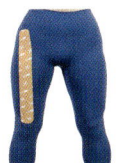
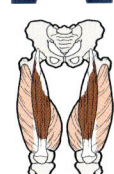

● **대퇴직근**
- 기시: 전하장골근(AIIS)
- 정지: 경골 조면 (슬개골 인대 연결)
- 작용: 고관절 굴곡, 슬관절 신전

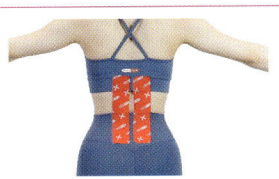
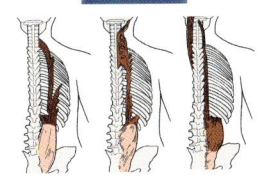

● **척추기립근**
- 기시: 극근 – 항인대, 경.흉추 극돌기
  최장근 – 흉요건막, 요.흉추 횡돌기
  장늑근 – 흉요건막, 늑골후부
- 정지: 극근 – 후두골, 경.흉추 극돌기
  최장근 – 유양돌기, 경추 횡돌기
  장늑근 – 늑골 후부, 경추 횡돌기
- 작용: 양쪽 작용 – 척추의 신전, 한쪽 작용 – 외측 굴곡

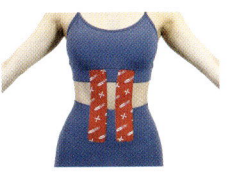
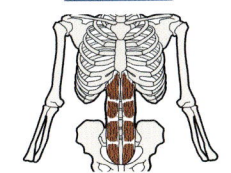

● **복직근**
- 기시: 제 5~7 늑연골
- 정지: 치골능
- 작용: 체간굴곡
- 증상: 스포츠경기 수행력 높임

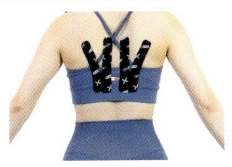
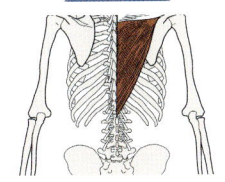

● **하부승모근**
- 기시: 흉추(등뼈) 5-12번
- 정지: 견갑극근
- 작용: 견갑골 하강, 상방회전

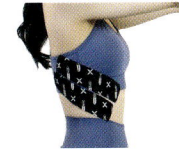
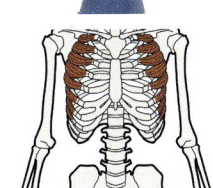

● **전거근**
- 기시: 늑골1-8번 바깥쪽
- 정지: 견갑골 척추연(내측연)
- 작용: 견갑골 전인, 상방회전, 흉벽에 견갑고정
- 증상: 약화될 확률이 높고 익상견갑골을 유발

버드 도그
Bird Dog

- 버드 도그는 전통적인 필라테스 동작은 아니지만 피트니스, 요가, 필라테스 센터에서 많이 활용하고 포지션의 팔다리가 마치 개 모양을 닮은 데서 유래한 자세이다.
- 운동: 요통 코어 강화
- 주의: 손목, 무릎 통증 및 질환이 있을 경우

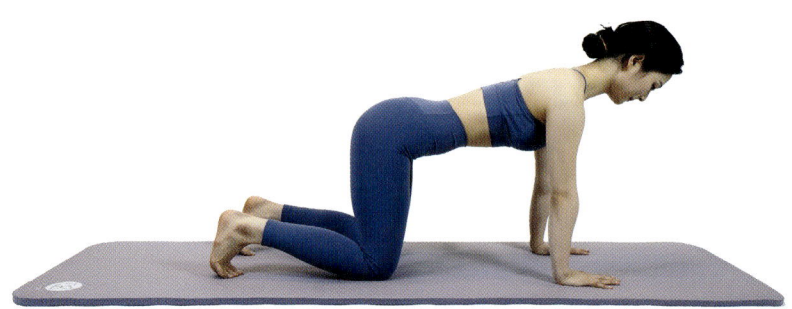

1. 무릎 사이는 골반 너비로 벌려주고 양손은 어깨너비로 벌려준 상태에서 네발 기기 자세를 한다.
2. 머리, 가슴, 골반 전체적인 척추 정렬을 맞추고 호흡을 들이마시고 준비한다.

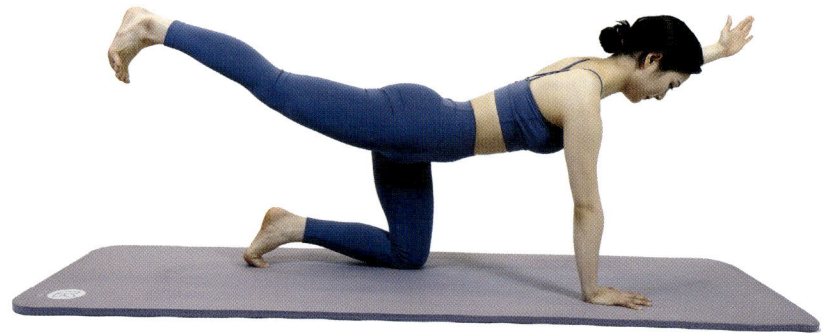

1. 호흡을 내쉬면서 손과 발을 대각선 반대쪽으로 앞과 뒤쪽 방향으로 쭉 뻗어준다.
2. 좌우 중심이 흔들리지 않게 어깨와 골반의 중립 자세를 유지하면서 진행한다.

버드 도그
Bird Dog

 주동 / 메인 근육 [베이지] – 내복사근, 외복사근

 길항 / 과활성 근육 [레드] – 척추기립근

 협력 / 비활성 근육 [블랙] – 전거근, 대둔근

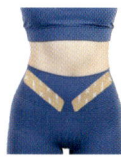
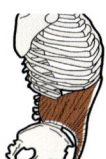

● 내복사근
- 기시: 서혜인대 외측 절반, 장골능 앞쪽 2/3
  정지: 제 9~12 늑골의 늑연골, 백선
- 작용: 양쪽 작용 – 체간굴곡 /
  한쪽 작용 – 외측굴곡, 동측 체간회전

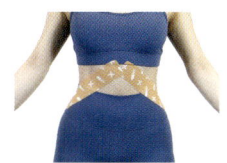
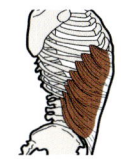

● 외복사근
- 기시: 제 5~12 늑골
- 정지: 백선, 장골능 앞쪽 절반
- 작용: 양쪽 작용 – 체간 굴곡 /
  한쪽 작용 – 외측 굴곡,
  반대쪽으로 체간 회전

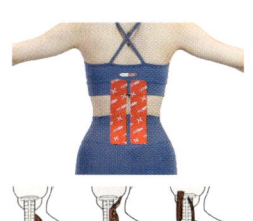
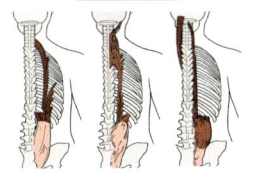

● 척추기립근
- 기시: 극근 – 항인대, 경.흉추 극돌기
  최장근 – 흉요건막, 요흉추 횡돌기
  장늑근 – 흉요건막, 늑골후부
- 정지: 극근 – 후두골, 경.흉추 극돌기
  최장근 – 유양돌기, 경추 횡돌기
  장늑근 – 늑골 후부, 경추 횡돌기
- 작용: 양쪽 작용 – 척추의 신전, 한쪽 작용 – 외측 굴곡

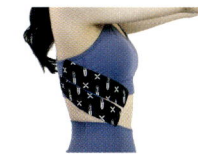
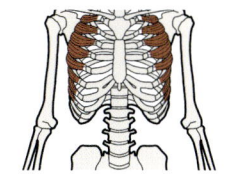

● 전거근
- 기시: 늑골1-8번 바깥쪽
- 정지: 견갑골 척추연(내측연)
- 작용: 견갑골 전인, 상방회전,
  흉벽에 견갑고정
- 증상: 약화될 확률이 높고
  익상견갑골을 유발

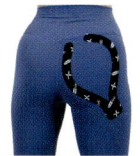
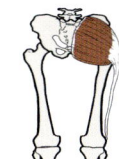

● 대둔근
- 기시: 천골 후면, 미골, 장골
  후면 (상둔선)
- 정지: 대퇴골 둔근조면,
  장경인대
- 작용: 고관절 신전, 외회전

데드 버그
Dead Bug

- 데드 버그는 전통적인 필라테스 동작은 아니지만 재활 센터에서 많이 활용하고 포지션의 팔다리가 마치 벌레가 배를 보인 채로 죽어 있다고 해서 붙여진 자세이다.
- 운동: 어깨 가동성, 코어 강화
- 주의: 어깨, 허리 통증 및 질환이 있을 경우

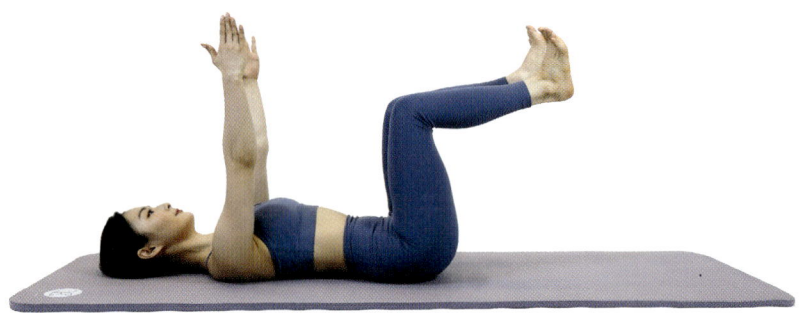

1. 양팔과 고관절, 무릎관절을 구부린 상태에서 발끝까지 당겨준다.
2. 호흡을 들이마시면서 배꼽을 등 쪽을 잡아 당기면서 코어에 힘을 주어 시작 자세를 준비한다.

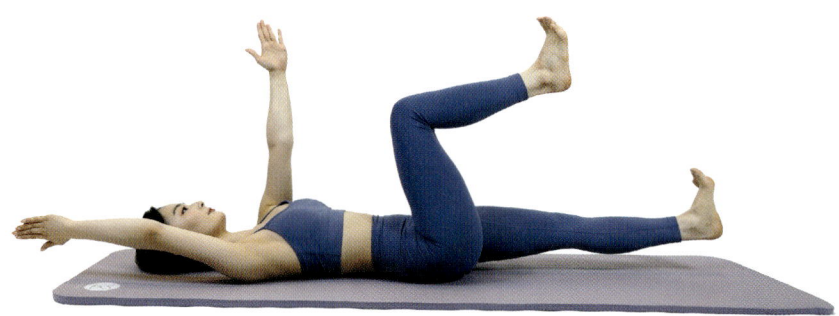

1. 호흡을 내쉬면서 한쪽 팔은 머리 위쪽으로 뻗어주고 대각선 반대쪽 다리는 바닥에 닿기 전까지 내려주면서 쭉 뻗어준다.
2. 동작을 시행할 때 좌우 중심이 흔들리지 않게 코어에 집중하면서 천천히 반대쪽도 진행한다.

데드 버그
Dead Bug

 주동 / 메인 근육 [베이지] – 내복사근, 외복사근, 복횡근

 길항 / 과활성 근육 [레드] – 복직근

 협력 / 비활성 근육 [블랙] – 전거근, 대퇴직근

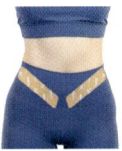
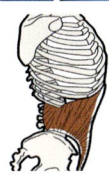

● **내복사근**
- 기시: 서혜인대 외측 절반, 장골능 앞쪽 2/3
- 정지: 제 9~12 늑골의 늑연골, 백선
- 작용: 양쪽 작용 – 체간굴곡 /
  한쪽 작용 – 외측굴곡, 동측 체간회전

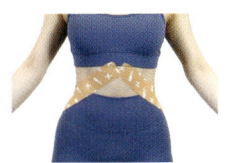
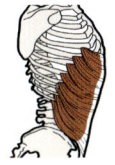

● **외복사근**
- 기시: 제 5~12 늑골
- 정지: 백선, 장골능 앞쪽 절반
- 작용: 양쪽 작용 – 체간 굴곡 /
  한쪽 작용 – 외측 굴곡,
  반대쪽으로 체간 회전

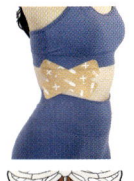
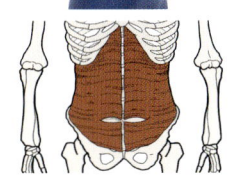

● **복횡근**
- 기시: 제 7~12 늑골의 내면
  흉요건막, 장골능선,
  서혜인대
- 정지: 복건막, 백선, 치골
- 작용: 복압의 상승

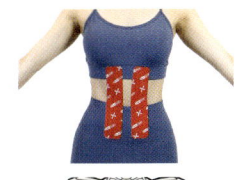
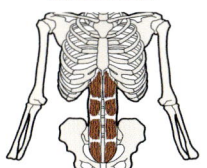

● **복직근**
- 기시: 제 5~7 늑연골
- 정지: 치골능
- 작용: 체간굴곡
- 증상: 스포츠경기
  수행력 높임

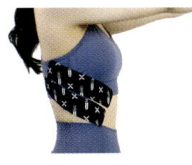
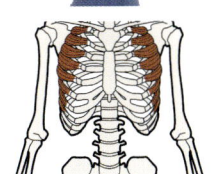

● **전거근**
- 기시: 늑골1-8번 바깥쪽
- 정지: 견갑골 척추연(내측연)
- 작용: 견갑골 전인, 상방회전,
  흉벽에 견갑고정
- 증상: 약화될 확률이 높고
  익상견갑골을 유발

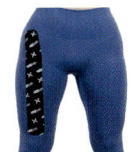
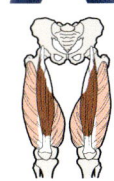

● **대퇴직근**
- 기시: 전하장골근(AIIS)
- 정지: 경골 조면
  (슬개골 인대 연결)
- 작용: 고관절 굴곡,
  슬관절 신전

메디필라 매트 운동편

Chapter
9

부록

○ 자세 분석 Posture Analysis ·· 150
○ 매트 필라테스 종합 Mat Pilates Total ······························· 151
○ 메디필라 테이핑 종합 MediPila Taping Total ······················· 152
○ 참고문헌 Reference ··· 153

자세분석
Posture Analysis

- 날짜 :
- 이름 :
- 성별 :
- 생년월일 :

- 병력 :
- 특이사항 :
- 우선순위 :
- 기타사항 :

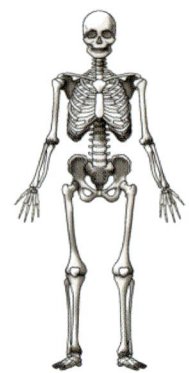

● 전면 분석 Anterior view

ⓐ 귀 높이 :

ⓑ 어깨 높이 :

ⓒ 골반 높이 :

ⓓ 무릎 높이 :

ⓔ 발 높이 :

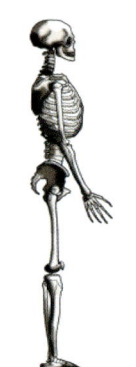

● 측면 분석 Lateral view

ⓐ 머리 위치(전, 후방) :

ⓑ 척추 위치(전만, 후만, 편평등) :

ⓒ 어깨 위치(전인, 거상) :

ⓓ 골반 위치(전방, 후방) :

ⓔ 무릎 위치(과신전) :

ⓕ 발바닥 위치(평발) :

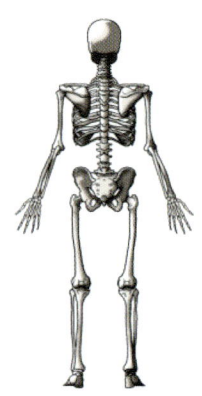

● 후면 분석 Posterior view

ⓐ 머리 높이 :

ⓑ 어깨 높이 :

ⓒ 견갑골 위치, 높이 :

ⓓ 골반 위치, 높이 :

ⓔ 무릎 위치 :

ⓕ 아킬레스건 위치 :

ⓖ 발바닥 위치 :

매트 필라테스 종합
Mat Pilates Total

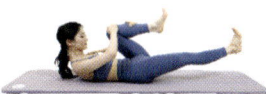
Single Leg Stretch

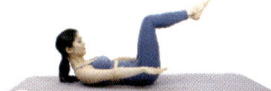
Double Leg Stretch

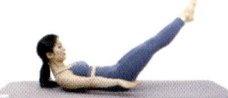
Hundred 1

Hundred 2

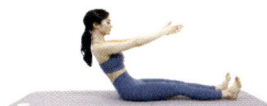
Roll Up

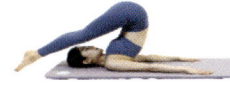
Roll Over

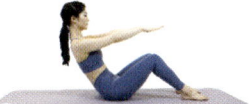
Roll Down

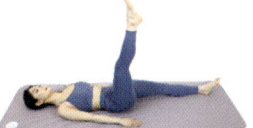
Leg Circle

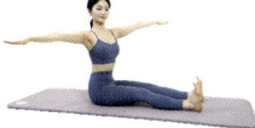
Spine Twist

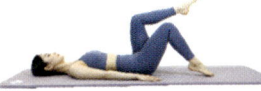
Toe Tap

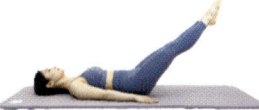
Cork Screw

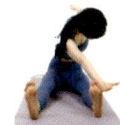
Saw

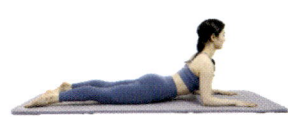
Swan Dive

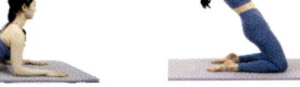
Thigh Rock-Back

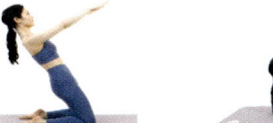
Single Straight Leg Stretch

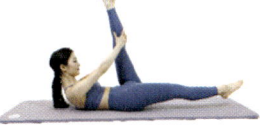

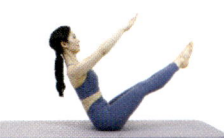
Teaser

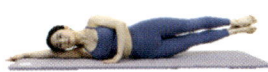
Side Leg Lift

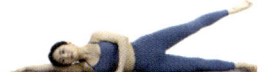
Side Kick

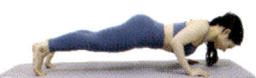
Push Up

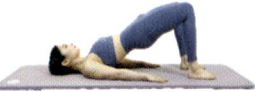
Bridge

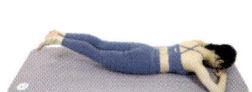
Heel Beats

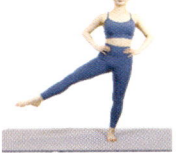
Single Leg Balance

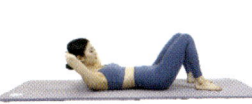
Curl Up

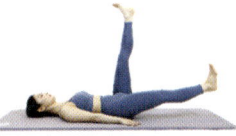
Single Leg Drop

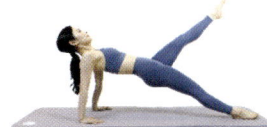
Leg Pull Back

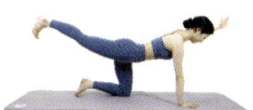
Bird Dog

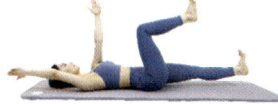
Dead Bug

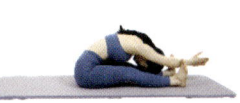
Spine Stretch Forward

메디컬 테이프와 필라테스의 만남

메디필라 테이핑 종합
MediPila Taping Total

NO	부위	주동/메인 근육	길항/과활성 근육	협력/비활성 근육
1	Single Leg Stretch	대퇴직근(Leg Reach) 햄스트링(Leg Table Top)	비복근	하부승모근, 전거근
2	Double Leg Stretch	복사근, 복횡근	흉쇄유돌근, 척추기립근	하부승모근, 전거근
3	Hundred	복사근, 복횡근	척추기립근	하부승모근, 전거근
4	Roll Up	복사근, 복횡근	척추기립근, 비복근	하부승모근, 전거근
5	Roll Over	복사근, 복횡근	햄스트링, 비복근	상완삼두근
6	Roll Down	복사근, 복횡근	흉쇄유돌근	하부승모근, 전거근
7	Leg Circle	대퇴직근(Leg Reach) 내전근(AD), 대둔근(AB)	햄스트링	복사근, 복횡근
8	Spine Twist	내복사근, 척추기립근	대퇴직근, 비복근	전경골근
9	Toe Tap	복사근, 비복근	–	대둔근
10	Cork Screw	복사근, 복횡근 대퇴직근, 내전근, 대둔근	복직근	상완삼두근, 전거근
11	Saw	복사근, 척추기립근	대퇴직근	하부승모근, 전거근
12	Swan Dive	전거근, 척추기립근(흉추)	척추기립근(요추)	능형근, 상완삼두근
13	Thigh Stretch	대퇴직근, 복직근	햄스트링	하부승모근, 전거근 척추기립근, 대둔근
14	Single Straight Leg Stretch	복사근, 복횡근 대퇴직근, 전경골근	흉쇄유돌근, 복직근	햄스트링(스트레치)
15	Teaser	대퇴직근, 전경골근, 장요근	흉쇄유돌근, 햄스트링	하부승모근, 전거근, 척추기립근
16	Side Leg Lift	복사근, 중둔근	대퇴근막장근	내전근
17	Side Kick	복사근, 비복근	대퇴근막장근	전경골근
18	Push Up	대흉근(X), 능형근	복직근	대퇴직근, 대둔근
19	Bridge	복사근, 복횡근 대둔근, 척추기립근	복직근, 대퇴직근	햄스트링, 상완삼두근
20	Heel Beats	대둔근, 내전근, 비복근	상부승모근(정지]기시)	척추기립근
21	Single Leg Balance	중둔근	요방형근, 대퇴근막장근	발목안정화(지지층)
22	Curl Up	복사근, 복횡근	흉쇄유돌근	전거근
23	Single Leg Drop	대퇴직근(Leg Reach)	척추기립근, 복사근	비복근
24	Leg Pull Back	복사근, 상완삼두근 대퇴직근	척추기립근, 복사근	하부승모근, 전거근
25	Bird Dog	복사근	척추기립근	전거근, 대둔근
26	Dead Bug	복사근, 복횡근	복직근	전거근, 대퇴직근

참고문헌
Reference

1. Farzaneh Saki a, *, Hosnieh Romiani a, Marziyeh Ziya a, Naghmeh Gheidi b. 「The effects of gluteus medius and tibialis anterior kinesio taping on postural control, knee kinematics, and knee proprioception in female athletes with dynamic knee valgus」Physical Therapy in Sport (2022)

2. Kyunghun Kim, 「Effects of Lumbar Stabilization Exercise with Kinesio Taping on Pain, Muscle Strength, and Oswestry Disability Index in Patients with Chronic Low Back Pain」, Physical Therapy in Sport (2021)

3. 안도혁 외,「메디파워 10초 테이핑」, 예방의학사 (2021)

4. 안도혁 외,「메디핑 빠르고 쉽고 간편한 스포츠 테이핑」, 예방의학사 (2021)

5. 민경빈 외,「8주간의 요부 안정화 운동이 만성 목 통증 환자의 전방 머리 자세와 목의 기능(NDI)에 미치는 영향」, 한국발육발달학회지 (2021)

6. 박성두 외,「키네시오 테이핑 요법과 상지 협응 운동이 견관절 근막동통 증후군의 통증과 기능에 미치는 효과」, 대한 정형 도수 물리치료학회지 (2020)

7. 백형진 외,「근육학 쉽게 공부하기」, 비엠 컴퍼니 (2018)

8. 백형진 외,「근골격 질환 통증 개선 HTS 솔루션」, 비엠 컴퍼니 (2018)

9. 박상민 회,「척추기립근과 요방형근 키네시오 테이핑 적용 시간이 근활성도 및 요부 등척성 근력에 미치는 효과」, 한국웨니스학회지 (2018)

10. 김명기 외,「키네시오 테이핑 적용 후 시간 경과에 따른 요부 근력의 최대 발현 시점」, 한국 체육 학회지 (2005)

11. 박종항 외,「척주세움근의 키네시오 테이핑이 허리 가동 범위와 허리 통증에 미치는 영향」(2015)

12. 양지혜 외,「필라테스 지도자와 교습생을 위한 교과서(매트)」, 예방의학사 (2018)

13. 민경일,「키네시오 복부 림프 테이핑 인체 적용이 여성 허리둘레에 미치는 영향」, 숭실대학교 (2016)

14. 이민수 외,「들숨근 훈련과 테이핑 동시 적용이 호흡의 근력, 지구력, 폐 기능 향상에 미치는 영향」, 대한 통합의학회지 (2014)

15. 홍장기,「흡기근의 탄력 테이프 적용이 폐 기능과 호흡 근력에 미치는 영향」, 고려대학교 의용과학대학원 (2011)

16. 김도균 외,「알기 쉬운 근골격 테이핑」, 예방의학사 (2021)

17. 김병근 외,「필라테스가 허리 통증에 미치는 효과 연구 : 한국 연구 중심 메타분석」, 한국체육과학회 (2020)

18. Mihaela CHICOMBAN,「THE PILATES PROGRAM, A MEAN OF IMPROVING BALANCE-RELATED MOTOR ABILITIES」Editura Universitatii Transilvania din Brasov (2020)

19. McCulloch, Carrie ; Marango, Stephanie Pieczenik ; Friedman, Erica S. ; Laitman, Jeffrey T.「Living AnatoME: Teaching and Learning Musculoskeletal Anatomy through Yoga and Pilates」 Anatomical Sciences Education (2010)

20. Stephenson, Rebecca.「Pilates Anatomy, 2nd Edition: Your Illustrated Guide to Mat Work for Core Stability and Balance」Journal of Women's Health Physical Therapy (2020)

메디필라 매트 운동편